Lo Que Dicen Sobre

Mantén Tu Peso Ideal

El libro de Kristie, *Keep It Off* (Mantén Tu Peso Ideal), ofrece un enfoque práctico para perder esos kilos de más. Su actitud enérgica, siempre con una Pepsi Light en la mano, transmite una energía contagiosa que te hará sentir que Kristie te acompaña en cada paso, animándote: ¡Tú puedes!. ¡Cambia tu mentalidad, cámbiate a ti mismo, cambia tu peso! Recomiendo su libro a cualquiera que tenga dificultades para mantener un peso saludable.

Robert B. Bestselling Author

El libro de Kristie, *Keep It Off* (*Manten Tu Peso Ideal*), es una historia conmovedora llena de resiliencia y honestidad. Ella no comparte su experiencia para escuchar "Guau, estoy muy orgullosa de ti!," sino para demostrarte a ti y a todos que todo es posible, incluso en los momentos más difíciles. Este viaje es la prueba de que la perseverancia da sus frutos. Kristie irradia una energía y una pasión únicas, algo que he podido comprobar durante las clases de Zumba! Recomiendo este libro de todo corazón: te hará reír, te inspirará y, lo más importante, te dará esperanza.

Diana Muñoz Coronado. Trabajadora social e instructora de Zumba Fitness.

Keep It Off (*Manten Tu Peso Ideal)* es una obra con la que es fácil identificarse, incluso humorística en ocasiones, inspiradora y motivadora. El deseo de Kristie de tender la mano y ayudar a otros en su proceso de pérdida de peso es evidente en sus escritos. Se permite ser vulnerable al compartir sus triunfos y contratiempos con la esperanza de que al menos una persona se beneficie del camino que ha recorrido para alcanzar y mantener su peso ideal. Realmente vale la pena. Leelo. (advertencia: no lo hagas con el estómago vacío!).

Kim Holm

Keep It Off (*Manten Tu Peso Ideal)* es un excelente reflejo de las decisiones que todos tomamos en nuestra vida diaria. Kristie ha hecho un trabajo increíble al compartir su experiencia. Al principio, parece fácil escuchar que perdió 100 libras, pero cuando lees este libro te das cuenta y comprendes que no fue fácil; fue un proceso que duró más de dos décadas y una decisión que tomo cada día, y que implicó un gran esfuerzo de autodisciplina. Me encanta la forma en que ha escrito con humor. Mantiene al lector enganchado y con ganas de leer el siguiente capítulo, con la expectativa de lo que sucederá a continuación. No soy una gran lectora, pero terminé este libro en 5 días porque sentí que Kristie me estaba hablando en persona y narrando su historia. Sé que Kristie es una gran narradora de historias y eso se nota en este libro. La forma en que ha narrado las diversas situaciones, estoy segura de que motivará a cualquiera a mantenerse activo y a perseguir sus metas, independientemente de si buscan bajar de peso o no.

Swapnil Amrutkar

Manten Tu Peso Ideal

Kristie Williams

Traducido por Cirilo Albino DeJesus
y Diana Muñoz Coronado

ISBN: 979-8-9940020-5-6

Imagen de la portada cortesía de Forest City Publications

Primera edición impresa 2025

Forest City Publications
9972 Cattleman Rd
Holbrook, AZ 86025
Lara@forestcitypublications.com

Dedicado a mi hijo Sean

Tabla de Contenido

Agradecimientos

Un agradecimiento muy especial a Cirilo Albino DeJesus y Diana Muñoz Coronado por todo el tiempo que dedicaron para hacer posible la versión en español de este libro. Para mi era muy importante contar con una versión en español y no tengo palabras para agradecerles lo suficiente por ayudarme a hacerlo realidad.

Robert Bautner, mi amigo y mentor, quien pasó incontables horas conmigo en este proyecto y continúa inspirándome de tantas maneras. Gracias por tu amistad, tu guía y tu inagotable positividad.

Sean Williams, mi único hijo, cuya formación y llegada me motivaron a comenzar mi camino para convertirme en la mejor versión de mí mismo.

Denise, mi única hermana, mi primera mejor amiga, mi confidente, gracias por todas las risas, las lagrimas, los momentos especiales, las miradas de complicidad, el sarcasmo y por compartir tantos memes durante estos más de 50 años. Gracias por estar siempre a mi lado Te quiero muchísimo!

A Eric, Papá, Cathy, Mamá, Steve, Amanda, Nathan y al resto de mi familia y amigos repartidos por Estados Unidos: los quiero mucho. Gracias por ser una parte tan importante de mi vida.

Edie Peterman, mi mejor amiga desde hace más de cuarenta años, quién me ha apoyado incondicionalmente, gracias por tu amistad y apoyo constantes.

Cirilo Albino DeJesus (Joel el oso), mi amigo más cercano, compañero de senderismo, compañero de viajes inolvidables, compañero de aventuras gastronómicas, compañero de conciertos, experto en reparaciones de casas y autos, gracias por todo lo que has hecho por mí y aportado a mi vida en los últimos 10 años. No tengo palabras para expresar mi gratitud.

Wade Baldwin, Diana Muñoz Coronado, Cirilo Albino DeJesus y Samantha Madsen: primero, muchísimas gracias por su amistad y apoyo incondicional durante tantos años. Segundo, gracias por compartir sus experiencias conmigo y permitirme incluirlas en este libro.

Diana Muñoz Coronado, Kim Holm y Leigh Pearson, mis lectoras beta (¡jajaja!): gracias por aceptar leer este libro y compartir sus opiniones. ¡Estoy deseando leer sus comentarios!

Lara Helmling, mi editora, publicista y amiga: no tengo palabras para expresar mi gratitud por todo el tiempo, el esfuerzo y el apoyo que me has brindado y dedicado a este proyecto para hacerlo realidad. ¡Gracias!

Mi familia de Zumba: Arcy León Corona, Erika Leon, Julia Leon, Mamá Leon, Diana Muñoz Coronado, Ruben Coronado, Rocío Díaz, Irvin Juárez, Beto Montero Rodal, Christopher Santana, Erika Beltrán, Eva y Oscar Galván, Ana López y muchos más (la lista es interminable). Gracias por aceptarme, darme la bienvenida y hacerme sentir como una más de la familia en cada clase. Gracias por su energía, coreografía, música y diversión. ¡Me encanta!

Swapnil Amrutkar, Kim Holm, Humberto Rodríguez y Sagar Soni, mis compañeros de trabajo y amigos con quienes hablo a diario. Gracias por apoyarme siempre, animarme y apoyarme tanto en el trabajo como en la vida.

Samantha Madsen, mi amiga e instructora de fitness, ya he hablado mucho de ti en el libro. Eres una persona increíble y te agradezco infinitamente todo lo que me has enseñado con tu ejemplo durante tantos años y de tantas maneras.

A la larga lista de aquellos que no he mencionado anteriormente, ¡lo siento, me quedé sin espacio! :-)

Introducción

Imagina por un momento sentado con tu mejor amigo, cualquier amigo, un conocido, un compañero de trabajo o un completo desconocido en su sala, cocina, un restaurante, el aeropuerto o cualquier otro lugar, y la conversación que tendrían. ¿De qué hablarían? Ahora, conóceme: soy Kristie Williams, una mujer abierta, franca, cariñosa, enérgica, apasionada, sin complejos, que no tiene miedo de hablar de nada con nadie. Llevo más de 20 años en un proceso de pérdida de peso y bienestar físico. He perdido 45 kilos y los he mantenido durante más de 14 años, y me encantaría conversar con cualquiera de ustedes, con todos ustedes, sobre cualquier tema, no solo sobre pérdida de peso y bienestar físico. ¡Esta es mi historia y quiero compartirla con ustedes!

Dado que el inglés no es mi lengua materna, respeto y aprecio plenamente el trabajo de mis traductores. Cualquier error gramatical o de

puntuación es de mi exclusiva responsabilidad y no
es intencional.

Chícharos Verdes, Helado Y Pizza

Mi historia comenzó mucho antes de saber que tendría una historia que contar. Al recordar mi relación con la comida, me vienen muchas cosas a la mente. De pequeña, mi madre nunca fue una aficionada a la buena comida. Y sigue siéndolo. Siempre ha sido increíblemente delgada, desde que tengo memoria. Durante muchos años, e incluso ahora, tiene el problema opuesto al de todas las personas que conozco: ¡no puede subir de peso! Suelo decir: "¡Ojalá tuviera ese problema!"… pero quizá no. A menudo le digo que podría ayudarla a subir de peso, ya que para mí es facilísimo. Mi padre, en cambio, es un auténtico amante de la comida. En cada festividad, llenaba su plato con muestras de todo tipo de comida, incluyendo todos los postres. Simplemente le encanta la comida. A mucha gente le pasa. Sinceramente, creo que sería triste no amar la comida, teniendo en cuenta la frecuencia con la que comemos. Creo que él aprendió sobre la alimentación de sus padres y yo de él. Siempre he creído que la gente crece imitando lo que ve. Esto puede ser una suerte o una desgracia. En mi caso, fue una desgracia.

La mayoría de mis primeros recuerdos relacionados con la comida giran en torno al tiempo que pasaba con mi familia. Forjamos nuestras relaciones compartiendo mucha comida deliciosa. Todos menos uno. Lo llamo el incidente de los chicharos verdes. Antes de nada, debo mencionar que mis hábitos alimenticios eran (y son) bastante peculiares. No me gustaban las verduras, las frutas, el pescado ni la mayoría de los condimentos. Cuando tenía unos cinco años, mi padre me dijo que no me levantara de la mesa hasta que comiera esos chicharos verdes. Estuve en la mesa al menos dos horas. Finalmente me los comí. Inmediatamente vomité y desde entonces no he vuelto a comer chicharos verdes. Mi padre nunca me lo pidió de nuevo. Creo que se rindió.

Recuerdo ir a comer pizza en familia: mis padres, mi hermana y yo. Parecía que nos quedaríamos sentados en la pizzería eternamente. Mi padre siempre ha comido muy despacio, y por aquel entonces no bebía nada hasta que terminaba de comer, después de beber.

Mientras tomaba su refresco, fumaba un cigarrillo. Esto fue en la época en que los restaurantes tenían zonas de fumadores. Nos sentamos y esperábamos impacientes a que todo esto sucediera antes de poder irnos.

Recuerdo que mi mamá hacía pasteles para los cumpleaños con el libro de cocina de Betty Crocker. Un pastel que me hizo tenía forma de gato, con bizcocho de chocolate y glaseado de chocolate, por supuesto, ya que el chocolate es mi postre favorito. Tenía bigotes, ojos, nariz, etc. Otro pastel que le hizo a mi hermana parecía una casita de jengibre, solo que era blanca y tenía caramelos (Life Savers (esa era la marca de los caramelos). A mi hermana nunca le ha gustado mucho el chocolate, así que su bizcocho y glaseado eran de vainilla.

Cuando mis padres discutían, toda la familia iba a Dairy Queen a tomar helado. Mi mamá siempre pedía el parfait de cacahuete. Los demás pedíamos conos (yo siempre de chocolate), ¡y mi papá se comía los rizos de la parte de arriba de todos! A mi papá siempre le ha encantado el helado y supongo que nos enseñó a usarlo como una forma de lidiar con las decepciones en muchas situaciones. Si no te alcanza para el auto que quieres, ¡vamos por un helado! Nunca lo vi como una forma de aliviar el dolor o resolver problemas, pero sin duda te hacía sentir mejor inmediatamente después de una decepción o simplemente porque sí.

Recuerdo pasar mucho tiempo con mis abuelos paternos. ¡Cuánto los quería! Todavía los extraño muchísimo. Tuvieron una gran influencia en mi vida y en la persona que soy a día de hoy. En cuanto entras por la puerta, mi abuela o mi abuelo te preguntaban si querías algo de beber y comer. Eso es lo que hace un buen anfitrión, ¿verdad? En mi familia, la señal de un buen día, evento o celebración empieza, y supongo que termina, con que te den de comer. La comida era la medida de una buena vida. Mi abuelo siempre tenía un frasco de frutos secos junto a su sillón, principalmente cacahuetes o anacardos, y un trozo de queso cheddar fuerte en el refrigerador para compartir con nosotros. Siempre tenían helado en el congelador también. Esperábamos con ansias comer todas esas delicias cada vez que los visitábamos. Y eso además de la comida que ya teníamos planeada.

En casa de mis abuelos comíamos mucha pizza y espaguetis. Una vez estaba mi tío. Lo recuerdo porque preguntó si había leche. Dijo que no podía comer espaguetis sin un vaso grande de leche. Me pareció raro y gracioso a la vez.

Mi abuelo solía cocinar unos filetes grandes y deliciosos cuando aún no les quitaban la grasa y no eran tan caros. Nos preparaba el desayuno a menudo, sobre todo panqueques con su mezcla especial, acompañados de salchicha. Una vez fuimos de campamento con mis abuelos y mi abuelo decidió hacer panqueques. Éramos mis dos primos, mi hermana y yo. Uno de mis primos era el único chico. Mi abuelo le preguntó cuántos panqueques quería. Dijo que con dos se comería si estaban buenos. ¡Se comió catorce!

Íbamos mucho de campamento con mis abuelos. Pasábamos perros calientes y salchichas polacas a la brasa, ensartados en un tenedor largo de dos puntas. Comíamos todos los malvaviscos que queríamos. Íbamos a una tienda de productos agrícolas amish, Maple Hofe, a comprar huevos frescos y leche con chocolate. Tenían helado casero y todos pedíamos un cono y nos sentábamos en la entrada de la tienda.

Sillas y columpios hechos a mano, comiendo nuestros helados. Sentados en la caravana o en casa de mis abuelos, la conversación solía ser así: en el desayuno, el abuelo le preguntaba a la abuela: "¿Qué vamos a comer hoy?" En el almuerzo, la pregunta era: "¿Qué vamos a cenar?" En la cena, preguntaba: "¿Qué vamos a comer de postre? ¿Y mañana para desayunar?" Probablemente se deduce que mi abuelo era quien marcaba nuestros hábitos alimenticios. Desde que tengo memoria, él tenía sobrepeso, pero mi abuela no, lo cual resulta curioso al recordarlo.

Recuerdo pasar mucho tiempo con mi tía, mi tío y mis dos primos cuando era pequeño. Mi tío destapaba un bote de helado de medio galón y cogía una cuchara. Echaba cereales en un bol, añadía leche y dejaba la caja allí. Podía, y aún puede, comerse una pizza grande entera él solo.

En las fiestas, siempre había comida en abundancia. El puré de papas era y sigue siendo la comida más querida, sobre todo por mi tío. ¡Siempre prepara un volcán de puré de papas! Todavía lo molestan con eso. Inevitablemente, alguien dice: "Más te vale ponerte en la fila para el puré antes de que lo haga el tío", y alguien más decía: "¿Quedan papas?" "¿Cuántos kilos hiciste esta vez?" La cantidad habitual es de 5 a 7 kilos. ¡Juro que debajo del escudo de mi familia debería decir: "Si está rico, ¡sigue comiendo!" Hemos tenido muchísimos eventos familiares a lo largo de los años: despedidas de soltera, baby showers, cumpleaños, aniversarios, bodas, fiestas, noches de juegos, barbacoas y partidos de voleibol. Las mismas dos preguntas para cada evento: "¿Qué quieres que lleve?" y "¿Qué vamos a comer?" Siempre había muchísima comida deliciosa. Siempre comíamos en exceso. Mientras mis padres aún estaban juntos, mi hermana y yo participamos en algunas actividades: malabarismo con bastones y sóftbol. También solíamos jugar mucho al aire libre, andando en bicicleta, así que nos manteníamos activos y delgados. Recuerdo que después de nuestros partidos de sóftbol, mi papá nos llevaba al 7-Eleven y nos dejaba elegir algunos dulces y comprar un granizado pequeño.

Así me criaron. Así aprendí a comer. Después del divorcio de mis padres, viví un tiempo con mi papá y mi hermana con mi mamá. Recuerdo a mi papá cocinando un sándwich de carne molida en salsa, un plato estadounidense. Nos sentábamos en el sofá a comer galletas Hydrox mientras veíamos la tele (supongo que no podíamos permitirnos las Oreos y, de todas formas, estaban más ricas). Me mantuve delgada porque seguía teniendo clase de gimnasia en el colegio, donde hacía círculos con los brazos, saltos de tijera, escaladores, etc., y a donde quería ir iba andando o en bici.

Y todo aquello era una señal de felicidad y plenitud. Muchas cosas cambiaron en mi vida en aquella época y no era un entorno familiar estable y fuerte en el que pudiera desarrollarme. Creo que ahí empezó mi problema con la sobrealimentación y el aumento de peso, ya que cuando tenía comida disponible y no sabía cuándo volvería a tenerla, comía en exceso constantemente. Como consecuencia del divorcio de mis padres y las circunstancias, asumí el rol de madre a los trece años.

Antes de cumplir catorce años, empecé a repartir periódicos y a cuidar niños en el complejo de apartamentos. Usaba el ganaba dinero para comprar dulces y comida chatarra, y me lo comía todo de una vez. Un día, mi hermana y yo nos peleamos y me dijo que estaba gorda. Tenía razón, y aquello fue solo el principio. Cuando tenía quince años y aún estaba en el instituto, conseguí un permiso de trabajo para poder trabajar. Encontré un empleo en el área de servicio Hot Shoppes, en la I-95 en Delaware, donde la gente podía parar a comprar un tentempié, una comida rápida en Roy Rogers o una comida más formal en Bob's Big Boy. Trabajaba en un puesto de comida que servía galletas con chispas de chocolate, palomitas, helado, café y refrescos. A veces, si no tenía cómo ir, caminaba desde el instituto. Por suerte, tenía descuento en la comida, y en mi descanso iba a Roy Rogers a pedir una hamburguesa con queso por ambos lados, patatas fritas y una Coca-Cola. Trabajé allí durante tres años, pasando del puesto de comida a la tienda de regalos, rellenando las máquinas expendedoras y, finalmente, en la oficina haciendo papeleo.

Cuando tenía dieciséis años, saqué mi licencia de conducir y mi papá me compró un Ford Pinto verde menta. Decía que era azul celeste, pero esa es otra historia. Se acabaron las caminatas y los paseos en bicicleta. Se acabaron las clases de gimnasia. Se acabó el ejercicio de cualquier tipo. Ahora manejaba a todas partes, así que iba mucho a McDonald's y lugares similares. Empecé a subir de peso, pero no le di mucha importancia. Estaba a punto de graduarme de la preparatoria. Me salté el penúltimo año y pasé directamente al último. Cuando cumplí diecisiete, decidí que estaba gorda y que tenía que hacer algo al respecto. Empecé a tomar Dexatrim y a intentar reducir significativamente mi ingesta de alimentos. El día del ensayo de la graduación, tomé Dexatrim y solo comí una taza de sopa de pollo con fideos todo el día. Me negué a usar pantalones cortos porque pensaba que estaba gorda. Hacía unos 38 °C con casi un 100 % de humedad y yo llevaba jeans para el ensayo de la graduación. Me desmayé en el campo de fútbol y tuvieron que llevarme a la oficina en un carrito de golf. Casi al mismo tiempo, empecé a sufrir de SII (síndrome del intestino irritable), aunque en ese entonces no le dieron ese nombre. Siempre se presenta igual: me despierto con dolor de estómago, se me hincha y se me pone duro, y me paso el día doblado de dolor. Durante años, nada me ayudó, pero ahora, a veces, tumbarme boca abajo y respirar durante diez minutos o más me alivia. He ido a muchos médicos, me he hecho varias pruebas, he probado varias dietas y medicamentos, pero no hay manera de predecir cuándo va a ocurrir ni qué lo causa o lo desencadena.

Todavía me pasa. Actualmente tomo medicamentos recetados, muchos suplementos dietéticos, bebo mucha agua, camino y hago ejercicio a diario, pero sigue ocurriendo. Por suerte, cuando me despierto al día siguiente, el episodio ha terminado. A veces pasan meses entre episodios, a veces solo semanas o días. Ojalá pudiéramos averiguar qué lo causa. ¿Será estrés? ¿Algo que como? A menudo me he preguntado si mi dieta habitual, si es que se le puede llamar así, es la causa. Ya comenté que de niño no comía frutas, verduras ni pescado. Y sigo sin hacerlo. He probado muchas cosas a lo largo de los años: plátanos, melón, brócoli, por nombrar algunas. No me gustan. El olor de los guisantes al cocinarlos me da arcadas. El olor a pescado y la sensación de frutas y verduras en la boca me dan al instante. Sigo probando cosas diferentes. Sé que es raro, pero no puedo evitarlo. Me gusta el sabor de las frutas, pero no su textura. Últimamente como lechuga, pero solo en ensalada (no en sándwich) con queso, crutones y aderezo. A lo mejor le añado un huevo, pero nada más. Solo como salsa y salsa para espaguetis si están bien licuados y no tienen trozos. La única excepción son las patatas, pero ¿acaso cuentan? Cuando como gofres, tortitas o tostadas francesas, les pongo mantequilla, pero nada de sirope. Cuando como perritos calientes o hamburguesas, los prefiero sin salsa de tomate ni mostaza. Cuando como sándwiches, no les pongo mayonesa. No bebo café, té ni zumo de naranja. Así que supongo que sobrevivo a base de carne, carbohidratos, agua y Pepsi Light.

Digo que es por la textura, pero en realidad es mucho más que eso. Si huele mal, sabe mal o me resulta raro en la boca, no me lo como. Soy el único de mi familia así. Mi madre, mi padre y mi hermana pequeña comen prácticamente de todo. Mi madre y mi hermana comen muchas verduras y frutas. Con problemas gastrointestinales o sin ellos, dudo que yo pudiera comer como ellas. Imposible.

Hace unos años, hicimos un concurso/experimento en el trabajo durante una cena compartida. Trabajaba con un chico de la India al que no le gustaban los huevos revueltos, y a mí no me gustaban ni me gustan los plátanos. Decidimos que él me traería un plátano y yo le prepararía huevos revueltos. Veríamos quién podía comérselos sin tener arcadas ni vomitar. No sé quién ganó, ¡pero si hubieran visto las caras que pusimos al intentar comer algo que no nos gustaba! Fue divertidísimo, o lo sigue siendo. Hay fotos por ahí. No recuerdo por qué no le gustaban los huevos revueltos, pero a mí no me gustan los plátanos porque son muy blandos y me dejan una sensación rara en la boca.

Mi Relación Adulta Con la Comida Floreció, y Mi Trasero También

Después de graduarme de la preparatoria, una amiga me ayudó a conseguir un trabajo en Discover Financial Services y, más de treinta y siete años después, sigo ahí. De los 18 a los 26 años, comía lo que quería y realmente no le prestaba mucha atención al peso que ganaba, a mi dieta ni al ejercicio. Me inscribí en Gold's Gym una vez, pero solo fui un par de veces. Jugué bolos en una liga y ayudé a mi papá a entrenar a un equipo de sóftbol femenino, pero mi alimentación era pésima. La gente siempre decía sentirse muy llena, pero yo parecía poder comer muchísimo sin sentirme así. Decían que no podrían comer mucho si bebían mucha agua u otras bebidas, pero yo parecía poder comer una comida abundante incluso si bebía mucho. Todos los días para el almuerzo, pedía comida para llevar, como una hamburguesa con queso, papas fritas y un refresco grande. Para el desayuno, tal vez una bolsa de Cheez-Its o un bagel con queso crema y una botella de refresco. Para cenar, a veces cocinaba o pedía pizza, sándwiches de carne y queso o comida china. No importaba lo que comiera, siempre me lo terminaba o repetía. Estos eran mis hábitos alimenticios entre semana. Los fines de semana eran aún peores. Comía donas, helado, galletas, papas fritas, muchas papas fritas con queso y pollo Alfredo. Los domingos, preparaba tostadas francesas, papas fritas, salchichas y huevos. Dos compañeras de trabajo me dijeron cosas que nunca he olvidado: "Siempre estás tan activa." "No entiendo cómo puedes tener sobrepeso." "Eres tan decidida y dedicada, no puedo creer que no hayas logrado controlar tu peso." Tenían razón, pero no me vieron comer.

Cuando tenía unos 26 años, intenté muchas cosas y fracasé. En mi complejo de apartamentos había un pequeño gimnasio, y fui a probar las máquinas de pesas y la cinta de correr, pero no tenía motivación y no sabía qué estaba haciendo. Me apunté a Weight Watchers y Curves dos veces con compañeros de trabajo, pero fui inconsistente, no mejoré mucho mi dieta y, como era de esperar, no vi resultados reales. Probé la fentermina y las inyecciones de vitamina B12, pero de nuevo, no cambié mucho mi dieta. Probé los batidos

SlimFast, que se supone que sustituyen comidas, pero no conseguí reducir mi ingesta de alimentos. Dejé todo esto porque no estaba preparada mental ni emocionalmente. No estaba en el momento ni en el lugar adecuados conmigo misma.

Recuerdo un viaje en coche por todo el país con mi futuro marido, parando cada día para hacer turismo. Una de nuestras primeras paradas fue el Gran Cañón y me hacía muchísima ilusión verlo. Salimos del coche para caminar hasta el mirador del Gran Cañón. Sudaba a mares, respiraba con dificultad y pensé: "¡Guau! Hay tantos lugares que quiero visitar y cosas que quiero ver. ¿Cómo voy a hacerlo si apenas puedo caminar unos metros hasta un mirador en el Gran Cañón?" Aunque podría achacarle parte de la culpa a la altitud, ya que vivía al nivel del mar, la verdad era que se debía a mi peso y a la falta de actividad física, y lo sabía. Fue un momento decisivo para mí, aunque pasarían un par de años antes de que realmente comenzara mi camino. Ese momento y ese suceso quedaron grabados en mi mente.

Recuerdo una vez que estaba en una farmacia comprando algo, cuando tenía unos 28 años, y la cajera sonrió y me preguntó: "¿Para cuándo sales de cuentas?" Le dije: "¿Perdón?" Y ella repitió: "¿Para cuándo sales de cuentas?" ¡Me di cuenta de que pensaba que estaba embarazada! Le dije: "No estoy embarazada. Solo estoy gorda."

Logré bajar unos 9 kilos justo antes de casarme a los 28 años. Llegué a pesar 82 kilos. ¿Mencioné que mido 1,55 metros? Pero después de la boda, poco a poco recuperé todo el peso perdido, más dos kilos adicionales, y luego quedé embarazada a los 30 años, pesando 93 kilos.

Una bendición disfrazada

Quedé embarazada a los 30 años, pesaba 93 kilos y medía 1,55 metros. Me diagnosticaron diabetes gestacional. En retrospectiva, fue una bendición disfrazada. Tuve que evitar el azúcar, cuidar mi alimentación y consultar con un nutricionista durante el embarazo. Gracias a Dios, solo subí 3 kilos durante el embarazo y mi hijo pesó casi 4 kilos al nacer. Debido a la diabetes gestacional, planearon inducir el parto una semana antes de la fecha prevista. Tenía la opción del 12 o el 13 de julio, y aunque no me considero supersticiosa, y dado que me dieron la opción, decidí no tener a mi hijo el viernes 13. Como tenía diabetes gestacional, no podía consumir alimentos ni bebidas azucaradas, así que después del parto le dije a mi padre que quería una barra de chocolate Nestle Crunch y una Pepsi bien fría. Me las trajo, pero alguien se sintió mal durante el parto y se las comió, ¡pero esa es otra historia! En cuanto nació mi hijo y cortaron el cordón umbilical, se puso azul. Apenas pude sostenerlo en brazos cuando lo llevaron rápidamente a la UCI. Tuvieron que entubar y, cuando nos llevaron a verlo, estaba lleno de cables y tubos. No se esperaba que sobreviviera. Esa misma noche lo trasladaron en ambulancia al Hospital Infantil A.I. duPont en Wilmington, Delaware. Al día siguiente, con menos de 24 horas de vida, le practicaron una cirugía a corazón abierto debido a una cardiopatía congénita. Me quedé con él en el hospital durante cinco semanas, sin volver a casa. El hospital es maravilloso para los pacientes y sus familias.

Casualmente (y por suerte), mi hermana trabajaba justo enfrente del hospital. Todos los días, mientras estuvimos allí, almorzaba conmigo. Traía comida o compraba algo en la cafetería. Me traían el almuerzo a la habitación y siempre comía lo mismo: tiras de pollo, puré de papas con salsa, un refresco y un helado de galleta. Tras una baja por maternidad de 12 semanas muy difícil, llegó el momento de prepararse para volver al trabajo. No conseguía volver a ponerme mi ropa de la talla 48 de antes del embarazo, ¡y pensé: "¡Ya basta! ¡Tengo que hacer algo ya!" No me importaba parecer una salchicha metida a presión en esa ropa; me negaba a subir a la talla 50. Además, incluso después del parto, mis niveles de azúcar seguían muy altos. Dicen que si tienes diabetes gestacional y no cambias tu dieta ni empiezas a hacer ejercicio, desarrollarás diabetes en cinco años, y a mí me diagnosticaron prediabetes. Había visto a mi abuelo sufrir de diabetes durante años y no quería que me pasara lo mismo a mí, con 31 años y siendo madre primeriza. Mi hijo nació el jueves 12 de julio de 2001.

Manzanas, Peras Y Apio

Todo el mundo quiere tener una figura de reloj de arena, pero la mayoría somos peras demasiado maduras o manzanas con esteroides. Antes de adelgazar, era como la niña de los arándanos en Willy Wonka después de comerse el chicle. Ahora soy más bien un tallo de apio. Lo que aprendí es que todas estas comparaciones nos llevan a criticarnos, sobre todo a autocrítica, y eso no lleva a ninguna parte. Hace poco estuve en un retiro para escritores y lo que me impactó fue cómo no nos vemos como nos ven los demás. La forma en que nos vemos suele ser mucho peor que la realidad. En lugar de preocuparme por estas cosas, tenía que ponerme manos a la obra y empezar a trabajar en ello. Para mí, eso significó Weight Watchers y aprender a disfrutar del ejercicio.

Weight Watchers y Aprender a Hacer Ejercicio
Por fin estaba preparada y decidida. ¡Esta vez iba en serio y lo iba a conseguir! Cuando empecé,

como con mi trabajo en Discover, no sabía cuánto duraría y la verdad es que no pensaba en ello. Así que, mi aventura comenzó. Me uní de nuevo a Weight Watchers y Curves for Women a los 32 años. Mi objetivo inicial al unirse a Weight Watchers era bajar de peso. No tenía una cantidad específica ni un número mágico en mente cuando empecé. Weight Watchers me ayudó a establecer pequeñas metas iniciales y a celebrar cada una de ellas en incrementos de 5 libras, comenzando con 5, 10, 15, 20 y Luego, el 10% de mi peso total, que en mi caso eran 9.5 kg (21 libras), y a partir de ahí seguí bajando. Weight Watchers recomienda no intentar perder más de un kilo (2 libras) por semana. ¡Poco a poco se llega lejos! Se trata de un cambio de estilo de vida, no de una dieta temporal. No conviene perder mucho peso demasiado rápido y luego volver a los malos hábitos. Weight Watchers enseña a elegir mejor los alimentos calculando la cantidad de puntos diaria recomendada según el sexo, la edad y el peso actual, y asignando un valor en puntos a cada alimento o bebida según las calorías, las grasas saturadas, el azúcar y las proteínas.

Este es el método que utilizo, aunque el programa ha cambiado muchas veces a lo largo de los años y sigue evolucionando. La fórmula de Weight Watchers ha evolucionado con el tiempo, pero los conceptos son los mismos. Puedes comer lo que quieras siempre que te mantengas dentro de tu límite de puntos diarios. Yo tengo 30 puntos al día. Si uso 20 puntos en una porción de tarta de queso con chocolate o dos rebanadas de pizza de pepperoni (algo que hago de vez en cuando), solo me quedan diez puntos para el resto del día. Es cuestión de presupuesto. ¡No te preocupes! Por otro lado, si como 255 gramos de pollo a la plancha y dos huevos, solo he usado 10 puntos y me quedan 20 para el resto del día. El mejor consejo que puedo darte es que lleves un registro de tus puntos o de lo que sea que estés haciendo, de la manera que te funcione mejor: en línea, mentalmente, en papel, etc. Te ayudará a ser responsable, a reflexionar sobre los días en que lo hiciste bien y a identificar áreas en las que debes mejorar. Weight Watchers también te enseña sobre el control de las porciones y cómo deberían ser las raciones. Soy de la vieja escuela en muchos sentidos, aunque trabajo en tecnología empresarial. Prefiero anotarlo todo para llevar un registro de mi comida y bebida. Cuento una porción de, por ejemplo, chips de pita; uso la palma de mi mano para calcular cuánto son 85 gramos de carne; me guío por el pulgar hasta la primera falange para calcular una cucharada de algo, además de otros trucos que he aprendido. Anoto todo lo que como y bebo a diario, incluso si el valor en puntos es cero, como el agua y la Pepsi Light. Me esfuerzo por no superar mi límite diario de puntos. Llevo un registro a lo largo del día.

Sé que suena pesado o tedioso. En realidad no lleva tanto tiempo y ya lo he incorporado a mi rutina diaria. También registró otras cosas en la misma aplicación. Registro mi peso. Estoy un poco obsesionada con la báscula. Me peso todas las mañanas después de ir al baño desnuda y después de ducharme. Anotó el menor de los dos números. Registro mi peso para saber cómo voy. Me peso antes de ir a mi clase de ejercicio y antes de acostarme. A veces me peso antes de comer o para decidir si puedo tomar postre. Registro mi ejercicio y los puntos que gano por él. Planeo caminar un mínimo de 8 kilómetros al día. Voy a una clase de

Zumba de una hora al menos 4 días a la semana. Los fines de semana intento ser lo más activa posible. Salgo de excursión siempre que puedo. Se pueden canjear los puntos de ejercicio por comida, pero yo normalmente no lo hago. Registro mi ejercicio para asegurarme de mantenerme activa y con la frecuencia adecuada. Llevo un registro de si he ido al baño cada día porque he tenido problemas recurrentes con eso. Llevo un registro de si he tenido un episodio de síndrome del intestino irritable (SII) o no. Llevo un registro de si tengo la menstruación o no, porque eso puede afectar muchas cosas, como un aumento de peso temporal de dos kilos y medio.

Puedes llevar un registro de lo que sea importante para ti. Básicamente, llevo más de 20 años siguiendo el mismo plan de Weight Watchers. Durante años. Al principio, cuando pagas Weight Watchers, se espera que te peses, pagues y asistas a una reunión semanal. Mi objetivo entonces era pesar menos que la semana anterior. ¿Siempre lo conseguía? ¡No! Incluso hoy en día, soy capaz de hacer cualquier cosa para pesarme bien. Quitarme todas las joyas, ir sin ropa interior ni calcetines, etc.

Lo que sea necesario, estoy dispuesta a hacerlo. Ahora que soy miembro vitalicio de Weight Watchers, solo tengo que pesarme una vez al mes. Puedo ir en cualquier momento del mes y no tengo que pagar siempre que no me pase de mi peso ideal por más de un kilo, y tampoco tengo que asistir a las reuniones.

Las reuniones son geniales si necesitas motivación o ánimo, para hablar de tus éxitos o dificultades, o para obtener consejos o recetas. La verdad es que nunca les he sacado mucho provecho. Siempre he sido una persona muy motivada por mí misma. He llegado a pesarme el último día de un mes y el primero del siguiente (dos días seguidos). También he ido espontáneamente cualquier día del mes cuando me gusta el resultado. He ido justo antes de un evento especial y he esperado lo máximo posible para ir después. Pienso en vacaciones, cumpleaños, etc. Cualquier cosa para mantenerme motivada y no desanimarme. Cuando empecé con Weight Watchers pesaba 93 kilos. Inicialmente, mi objetivo era llegar a los 72, pero al alcanzarlo, decidí que quería seguir adelante. Decidí fijar mi objetivo en

Weight Watchers en 57 kilos, para tener un poco de margen y asegurarme de mantenerlo (unos 5 kilos más o menos), ya que mi objetivo personal era llegar a los 52. Les cuento que 52 fue todo un reto. No creí que lo lograría jamás. Juraría que pesé 55 kilos durante años y parecía que, hiciera lo que hiciera con la alimentación y el ejercicio, el número no se movía. Luego contraje COVID y perdí el gusto, el olfato y el apetito. Por primera vez en mi vida, vi 111.9 libras en la báscula y seguí bajando. Mi peso más bajo, y solo una vez, fue de 105.8 libras. En los últimos dos años, mi peso ha fluctuado principalmente entre 108 y 113 libras. Ahora me pregunto si debería cambiar mi meta personal a 105 libras. ¿Acaso alguien quiere oír que he perdido entre 92 y 97 libras? ¿No sería mucho más énfasis poder decir que he perdido 100 libras? Weight Watchers me ha enseñado muchas cosas, como no privarme de nada, pero al mismo tiempo, preguntarme si realmente necesito una porción entera de tarta de queso con chocolate o si me bastarían unos bocados. No guardes en casa cosas a las que no te puedas resistir o con las que no puedas controlarte. Yo no puedo tener galletas con chispas de chocolate en casa. Me tientan y me las como hasta que se acaban. Tienes que averiguar a qué estás dispuesto a renunciar y a qué no, e ir ajustando sobre la marcha. Cuando empecé con Weight Watchers, bebía Pepsi normal desde el desayuno en grandes cantidades y casi nada de agua. Aprendí muy rápido que si quería comer comida de verdad y no consumir mis puntos diarios en bebidas, iba a tener que hacer algunos cambios. Cambié la Pepsi normal por la Pepsi Light. ¡Qué proceso tan doloroso! La Pepsi Light no tiene azúcar ni calorías. Todavía bebo mucha Pepsi Light todos los días. Me costó mucho acostumbrarme al sabor y al regusto. También solía desayunar un bagel con queso crema durante la semana laboral, lo que representaba aproximadamente la mitad de mi límite diario de puntos, dejándome pocos puntos disponibles.

Para el almuerzo y la cena, busqué algo rápido y fácil para reemplazar mi bagel y terminé comprando barritas de cereal, que tienen menos de la mitad de los puntos que gastaba en un bagel con queso crema. Dejé de comer alimentos altos en puntos, excepto en ocasiones especiales, como pollo Alfredo, sándwiches de carne y queso, papas fritas con queso y papas fritas comunes. Aunque al principio fue difícil, ahora no extraño nada de eso. Calculé que si planeaba unos 6 puntos para el desayuno, me quedarían 12 puntos para el almuerzo y 12 para la cena, y sigo este plan hasta el día de hoy. Primero reemplacé las papas fritas comunes con papas fritas sin grasa Ruffles y luego con chips de pita Stacy's Naked; las barras de chocolate con chocolates con leche Dove envueltos individualmente; la mantequilla o margarina con mantequilla en aerosol, excepto en las tostadas francesas; el aceite vegetal con aceite de canola, de oliva o aceite en aerosol para cocinar; el pollo empanizado con pollo a la parrilla; y el aderezo ranch con aderezo italiano.

Hay muchas alternativas que se pueden hacer. Algunas funcionan, otras no. ¿Alguien se acuerda de los Snackwell's o de los paquetes de snacks de 100 calorías? ¿Todavía venden eso? La foto de la caja y el tamaño real de las golosinas no se parecían en nada, y además no sabían muy bien. Hay cosas a las que estás dispuesto a renunciar o cambiar, y otras que no. Yo prácticamente dejé el alcohol por completo. Nunca fui de beber mucho. Nunca le he cogido el gusto a la mayoría de las bebidas alcohólicas. La mayoría me sabe fatal, así que ¿para qué gastar mis puntos o calorías en eso? ¡Qué asco la cerveza! Hay una historia detrás, pero en resumen, nunca volveré a beber cerveza. ¡Todo el vino que he olido o probado me recuerda al vinagre que se usa para pintar los huevos de Pascua! El chocolate es quizás algo a lo que nunca renuncie del todo. He reducido mucho su consumo, pero ¡cómo me gusta!: helado, tarta de queso, donuts de doble chocolate, magdalenas de doble chocolate, Dove o Godiva, pastel, brownies, galletas, etc. También tengo que admitir que soy adicto a los Rainbow Nerds; me gusta comerlos mientras trabajo. Son dulces, crujientes, llenas de azúcar y malísimas para mí. Me digo a mí misma que comer Rainbow Nerds me impide picar entre comidas y agotar mi límite diario de puntos. Y luego está la Pepsi Light. Estas son las tres cosas a las que no estoy segura de poder renunciar del todo. He reducido mucho su consumo y he intentado dejarlas varias veces, pero hasta ahora sin éxito. Sinceramente, no me estoy presionando demasiado con estas tres cosas. He perdido casi 45 kilos y los he mantenido durante 14 años, y sigo así. ¿Quizás no pasa nada por no renunciar a todo? Me digo a mí misma que todo el mundo tiene sus vicios. Los míos podrían ser mucho peores.

Más Salsa, Menos Papas Fritas

Después de bajar unos 18 kilos con Weight Watchers, me estanqué y decidí que era hora de incorporar actividad física constante a mi rutina. Había leído en libros, artículos y escuchado a varias personas decir que, en cualquier programa para bajar de peso, el 80% depende de la alimentación y el 20% del ejercicio. Decidí que quería bajar de peso y estar en forma. Así que me inscribí de nuevo en Curves for Women, pero esta vez me comprometo. Curves recomendaba ir 3 días a la semana. ¡Recuerden que apenas estaba comenzando mi camino hacia una vida más activa! Para asegurarme de ir sin excusas, preparé mi bolsa del gimnasio la noche anterior.

Pensaba: "Voy a poner una lavadora o a jugar un rato con mi peque." Curves cerraba los domingos, así que planeaba ir lunes, martes y miércoles para completar mi rutina semanal (eso ya te da una idea de lo que pensaba sobre el ejercicio al principio). Además, por si acaso me saltaba un día, aún tenía jueves, viernes y sábado para completar los tres días. Curves no cerraba muy tarde, a las 6 o 7 de la tarde, y a veces me retrasaba en el trabajo y no llegaba a tiempo para entrenar antes de que cerraran. En ese momento, tampoco tenía ganas de hacer ejercicio los viernes o sábados, pero lo hacía si era necesario para completar los tres días recomendados por Curves. Nunca fui más de tres días a la semana. Solo hacía lo mínimo indispensable.

Había muchas cosas que me gustaban de Curves. El entrenamiento completo duraba 30 minutos, con máquinas para trabajar diferentes grupos musculares y paneles de recuperación entre sesiones. Todas las máquinas y las plataformas de recuperación estaban dispuestas en un gran como un circuito. Se cambiaba de máquina cada 30 segundos y se completaba una vuelta dos veces. El objetivo era hacer tantas repeticiones como fuera posible en cada máquina durante 30 segundos y luego caminar o trotar en el sitio durante 30 segundos entre cada máquina en las plataformas de recuperación. Era un lugar ideal para empezar un programa de entrenamiento si estabas fuera de forma o tenías sobrepeso. La mayoría de la gente eran señoras mayores, pero no me importaba. Otras cosas que me gustaban de Curves, además del mínimo compromiso de 30 minutos 3 días a la semana en comparación con otros gimnasios convencionales, eran: era solo para mujeres, así que nadie estaba allí maquillada, peinada, con las uñas arregladas y ropa deportiva llamativa intentando llamar la atención o ligar. Ningún hombre te miraba de forma incómoda y no tenías que perder tiempo esperando a que se desocupara una máquina.

Mientras hubiera una máquina o una plataforma de recuperación libre, podrías empezar tu entrenamiento. Además, con todas las máquinas dispuestas en círculo, todas las mujeres estaban frente a frente, así que se podía hablar y socializar. ¡Quien me conoce sabe que me encanta charlar! Conocí a mujeres increíbles en Curves. Con una de ellas sigo siendo amiga. Fui a Curves durante unos 15 años, hasta que cerró hace unos 7 años. Empecé en Delaware y fue uno de los primeros lugares a los que fui para transferir mi membresía cuando nos mudamos a Utah en 2008. Quería asegurarme de mantener mi membresía lo antes posible después de la mudanza. ¡Sin excusas! No sé si todavía existen lugares como Curves. Siempre pensé que sería un lugar genial para volver cuando sea mayor y mi cuerpo ya no pueda con el ejercicio que hago ahora.

El cierre de Curves fue en realidad una bendición disfrazada para mí. ¿Por qué Curves y otros gimnasios/centros de fitness siempre están en centros comerciales con franquicias de comida? Fui socia de tres Curves. Uno al lado de Subway, otro al lado de Pat's Pizzeria y el último al lado de Alicia's, una panadería mexicana. El gimnasio Vasa al que a veces voy tiene un Little Caesar's, un restaurante indio Nepali Chulo y varios otros locales de comida en el estacionamiento. Uno de los lugares donde hago Zumba tiene comida mexicana y helados justo al lado. Todo eso. Después de entrenar, huele de maravilla y es muy tentador.

En mi último gimnasio Curves empezaron a ofrecer clases de Zumba con una instructora. Nunca había oído hablar de Zumba, pero lo probé y me encantó al instante. Fui malísima durante unos cuatro meses, pero me negué a rendirme y finalmente empecé a aprender los pasos. Bailar como ejercicio es una idea genial, sobre todo si te gusta la música, que es mi caso. Hace muchos años, antes de empezar con esto, tomé clases de baile country y también me encantó. Mi madre todavía va a clases de baile country varios días a la semana y le encanta.

Mientras seguía en Curves, una de las chicas jóvenes me habló de un gimnasio cercano al que iba, donde había una instructora de Zumba estupenda, y me animó a ir con ella a probar. ¡Y tenía razón! La instructora era increíble. Tenía muchísima energía, la música y la coreografía eran excelentes. Costaba 5 dólares la clase de una hora o 25 dólares la membresía mensual. Al principio pagaba solo $5 por clase, pero cuando empecé a ir a varias clases por semana, decidí hacerme socia del JVA (Jordan Valley Athletic Club). Cuando Claudette, la dueña de Curves, anunció que a finales de marzo de hace siete años cerraría definitivamente, me sentí triste y nerviosa, pero me obligó a aceptar el cambio, a salir de mi zona de confort y a darme cuenta de que no me estaba exigiendo lo suficiente con el ejercicio. Había superado con creces lo que Curves ofrecía, pero no me esforcé ni busqué otras opciones hasta que no me quedó más remedio.

Tras el cierre de Curves, seguí haciendo Zumba, pero también empecé a probar otras clases en el JVA para sustituir el entrenamiento de fuerza que creía estar recibiendo en Curves. Probé spinning, kickboxing, pilates, HIIT (entrenamiento de intervalos de alta intensidad), tabata, bootcamp, levantamiento de pesas y TBC (acondicionamiento físico integral). Me adapté a una nueva rutina de boot camp, TBC, levantamiento de pesas y Zumba, llegando a ir hasta nueve clases por semana. Normalmente no iba a clase los viernes por la noche y el gimnasio cerraba los domingos. Iba a kickboxing o zumba los sábados por la mañana si no estábamos de excursión.

Cuando empecé las clases de reemplazo de Curves en JVA, estaba nerviosa. No sabía qué esperar. Los instructores eran geniales, pero al principio me costaba aprender y seguir el ritmo de cada clase. ¡Y vaya si lo pasé mal al principio! Mi cuerpo se estaba esforzando más que nunca. Estaba usando músculos que probablemente nunca había usado. Después de algunas clases, tensión muscular durante días. Ir al baño era una odisea. No quería dejar las clases porque sabía que el entrenamiento de fuerza, lo que estaba aprendiendo y los músculos que estaba trabajando eran buenos para mí, pero tenía que hacer algo para aliviar el dolor.

Llevaba varias semanas fijándome en este chico al fondo de algunas clases. Levantaba unas mancuernas enormes (creo que de 16 kilos cada una) y parecía que no le costaba nada, mientras yo sufría con mancuernas de menos de dos kilos. Tenía unos brazos enormes y musculosos. Decidí acercarme y pedirle ayuda o algún consejo. Nunca he sido tímida y soy directa, así que un día, después de clase, me acerqué y le dije: "Hola, necesito tu ayuda." Me miró como diciendo: "¿Qué quiere esta mujer blanca que me habla?." Además, estudié en Utah (a diferencia de Delaware, donde...).

Soy de allí y sé que el inglés no es la lengua materna de todos. ¿Quizás no entendió mis palabras o mi acento? Después de superar ese obstáculo, me dio algunas sugerencias que implementé de inmediato. Empecé a tomar magnesio a diario (y sigo haciéndolo). También empecé a tomar aminoácidos y un batido de proteínas después de todas las clases, excepto Zumba. ¡Y vaya si me ayudó! Seguí asistiendo a todas esas clases hasta que JVA cambió de dueño hace varios años. Fue muy triste cuando cerraron. Era un gimnasio pequeño con instructores increíbles y miembros maravillosos. Tenía un ambiente muy familiar y llegabas a conocer a los miembros habituales y a verlos en las clases, así como a la gente de recepción. Siento que hice algunas amistades allí y ya no veo a la mayoría de esas personas, pero aún pienso en ellas a menudo.

Mientras todavía iba a JVA, la señora que me recomendó ir y probar Zumba entrené y completé una carrera de 5 km. Correr no es mi fuerte, pero disfruté entrenando y completando una carrera de 5 km, y todavía corro de vez en cuando cuando hace buen tiempo (al menos 10 grados y sin lluvia) y siento que me falta ejercicio o necesito hacer más. Cuando lo hago, suele ser los domingos en el parque donde practico mis actividades. Antes de entrenar para la carrera, mi esposo y yo fuimos a Salt Lake Running Company. Nos grabaron corriendo en una cinta durante unos 30 segundos, nos midieron los pies y nos recomendaron zapatillas de correr de diferentes marcas. Fue una experiencia fantástica, y una buena inversión. Al final me compré unas Nike Pegasus rosa chicle de pisada neutra. La primera vez que me las puse, sentí que caminaba sobre una nube. ¿Ya les conté que tengo los pies planos? Mi hijo decidió hace poco que quería empezar a correr, ¡así que también lo llevé a Salt Lake Running! Él también tiene los pies planos.

Cuando JVA cerró repentinamente (creo que nos avisaron con dos semanas o menos de antelación), no sabía qué iba a hacer. No quería dejar de hacer ejercicio, así que tuve que idear un plan. Varios instructores de JVA también daban clases en Vasa, que es un gimnasio de cadena más tradicional. Muchos de los instructores daban clases muy temprano en Vasa (a las 5:30 a. m.), y aunque soy madrugadora, no soy de hacer ejercicio a esas horas. Prefiero entrenar entre las 9 y las 10 de la mañana, pero empiezo a trabajar a las 5:30 o 6, así que no me sirve a menos que sea sábado o tenga el día libre. Las instalaciones de JVA eran perfectas. Todas las clases y el equipo necesario estaban en la misma sala grande. Decidí hacerme socia de Vasa y comprar la membresía que me permitía ir a cualquier gimnasio de la cadena. También empecé a ir a diferentes gimnasios Herbalife siguiendo a los instructores de Zumba que me gustaban. La verdad es que nunca me ha gustado, ni me gusta aún, viajar a diferentes gimnasios de Vasa y Herbalife para asistir a mis clases o intentar organizar mi horario semanal, pero hice lo posible por mantener mi rutina de ejercicio. Desafortunadamente, terminé yendo solo a una clase de pesas por semana y de tres a cuatro de Zumba debido a los horarios y las ubicaciones. Todavía extraño mucho la comodidad de JVA.

Toda mi vida, o al menos desde los diecisiete años, he tenido altibajos emocionales con mi imagen corporal. En mi último año de preparatoria, me sentía gorda (pesaba unos 63 kilos), así que me sometí a una dieta de hambre. Tomaba Dexatrim (¿seguirá existiendo?) y me negaba a usar shorts porque no quería que nadie viera mis piernas. ¡Qué ridícula era! Durante los últimos 30 años, he tenido altibajos. Cuando tenía sobrepeso, usaba shorts todo el tiempo, pero la mayoría eran largos y compraba ropa extragrande pensando que así disimulaba mi cuerpo. ¡Ahora que lo escribo, me parece una tontería! Desde que empecé a bajar de peso y a ponerme en forma, lo que más he odiado son mis piernas. Parecen requesón, y cuanto más peso pierdo, pero me parecen.

Algunos años pensaba: "¡He bajado mucho de peso y me pongo esos shorts tan monos, me da igual lo que piensen los demás!" En los últimos años, pienso: "¡Qué asco mis piernas!," y solo uso bermudas en público. Incluso me compré un bañador nuevo con bermudas. He consultado con un cirujano plástico para hacerse algunos retoques, principalmente en la parte superior de las piernas y los muslos, pero no he avanzado. No sé qué hacer. Sé que no existe una cura milagrosa ni ningún producto milagroso. He probado todas las cremas faciales habidas y por haber (y no veo ninguna diferencia). Últimamente, todas las noches me ponía la crema Get Dreamy en las piernas pensando que, si la seguía usando, de repente tendría unas piernas increíbles. ¿Ya les conté que tengo las rodillas más grandes que he visto en una mujer de mi tamaño? ¿Por qué cuando algunas personas bajan de peso todo vuelve a su lugar y se ven tan bien, y para otras como yo todo queda flácido? ¿Cómo es que algunas mujeres que tienen tres hijos y han bajado de peso no tienen ni una sola estría? ¿Por qué no amo mi cuerpo tal como es? ¿Por qué me importa lo que piensen los demás si uso shorts?

¿Qué significa el éxito para ti? ¿Cómo sabes si lo has alcanzado? He perdido casi 45 kilos, he mantenido mi peso durante más de una década, he mejorado mi alimentación, hago ejercicio y he incorporado el movimiento a mi rutina diaria. No sé si diría que he tenido un éxito total, y puede que nunca lo tenga. ¿Y si me parece bien? Sin duda he alcanzado o superado muchas metas, pero cada vez que lo hago, reevalúo mi situación y me fijo nuevas metas. Quizás aún no estoy del todo satisfecha con mi cuerpo. ¿Quizás nunca lo esté?

Somos mucho más duros con nosotros mismos que los demás. ¡Hay quien me dice que estoy guapísima! ¿Por qué no simplemente doy las gracias y lo acepto? En vez de eso, mi respuesta suele ser algo como "¿En serio? ¿Has visto estas piernas flácidas y temblorosas? ¡Qué asco!" O mi amiga me dice: "Mira esos músculos (en mis brazos)", y yo le respondo: "¿Qué músculos? ¿Has visto estas alas de murciélago?" ¿Será que siempre estaré en constante evolución?

Hay tantas cosas que no me gustan de mi cuerpo que es más fácil enumerar las que sí me gustan, porque la lista es muy corta: creo que mis pies son bonitos, me gusta el color de mis ojos (una especie de mezcla entre verde, azul y gris), me gusta cómo me quedan los hombros con una camiseta de tirantes. Quizás mis pantorrillas. ¡Menudo dilema! Tuve que pensarlo mucho y ni siquiera se me ocurrieron cinco cosas. Necesito encontrar una quinta cosa que me guste de mi cuerpo.

Eso es realmente triste porque la lista de cosas que no me gustan es muy larga: no me gustan mis muslos y piernas flácidas, mi trasero caído y lleno de marcas, mis rodillas enormes, las estrías en mi estómago, espalda y piernas, mis brazos flácidos. No me gusta el lunar o lo que sea que tengo debajo de la nariz donde crecen pelos oscuros, las arrugas alrededor de mis ojos, los pelos que me crecen en la barbilla. No me gusta. Las manchas oscuras en mi cara. No me gustan mis manos, que se ven muy viejas.

Bueno, ¿quizás la lista de cosas que me gustan y las que no está bastante equilibrada? Se me ocurrieron algunas cosas más que me gustan: me gustan mis muñecas, mis pechos (copa A), mi nariz y mis labios. Estoy bastante orgullosa de mi abdomen considerando lo mucho que he adelgazado. No está completamente plano, pero no se ve mal y se me marcan un poco los abdominales. Tengo una relación de amor-odio con mi pelo rizado, salvaje y único, que a veces me aliso siempre que no haya humedad ni lluvia. Mi cuello me es indiferente. Si puedes amar todo tu cuerpo tal como es ahora, ¡genial! Puede que yo nunca lo consiga, pero nunca dejaré de trabajar en ello.

Pollo A La Plancha Y Pepsi Light

Es Tu Camino. De Nadie Más.

Nunca he sido competitiva y este camino no es una competencia ni un deporte de equipo. Odio ser egoísta, pero este camino se trata de mí. De nadie más. Triunfará o fracasará con apoyo y amor, o con inseguridad y celos.

Aplicó esta forma de pensar a todos los roles que desempeñó en la vida: esposa, madre, hermana, hija, tía, amiga y empleada. Me gusta dar lo mejor de mí en todos ellos. Para lograrlo, primero tengo que cuidarme. Es algo que debo recordar constantemente, porque mi tendencia natural es dejar de lado mis necesidades y cuidar de los demás. Tienes que descubrir qué significa cuidarte y luego hacerlo. Una de las maneras en que me cuido es trabajando medio día los viernes tan a menudo como puedo y tomándome la otra mitad libre para hacer lo que quiera.

El viernes pasado hice esto y mi tarde fue así: fui a una clase de Zumba, volví a casa, me duché, me preparé el almuerzo y comí en el porche, di un paseo por mi barrio escuchando música y leí mi última novela de misterio en mi tumbona del patio durante unas dos horas mientras disfrutaba de una Pepsi Light enorme. Fueron seis horas dedicadas a cosas que me ayudan a desestresarse, relajarse, recargar energías y reorganizarse, para poder rendir al máximo cuando vuelva a mis diferentes roles.

Otra forma en que me cuido es ir con mi amiga a hacerme la pedicura cada cinco o seis semanas. ¡Vale la pena cada céntimo! ¡Es la mejor inversión que hago! Sentada en un sillón de masaje con los pies en agua caliente, masaje en piernas y pies, cera caliente, toalla caliente y que te pinten las uñas de los pies mientras charlas con tu amiga. ¡Imposible pedir más! Así que te pregunto: ¿cómo te cuidas? Si no recuerdas la última vez que te dedicaste tiempo a ti misma, hoy es el mejor día para empezar.

¿Existe Algo Así Como Vestirse de Forma Inapropiada Para tu Talla?

Sí, creo que sí. Puede que no sea popular decir esto, pero me siento obligada a hablar del tema, así que pido disculpas de antemano a quienes pueda ofender. Además, quiero aclarar algo: aunque tengo problemas con mi imagen corporal, creo firmemente en el amor propio y en el amor al cuerpo. Todos deberían amarse a sí mismos ahora mismo, ¡y eso significa que también debes amar tu cuerpo! Lo que no entiendo (y nunca he entendido) es...

Es usar ropa que deja mucha piel al descubierto en público. Esto aplica a cualquiera, pero es especialmente cierto si tienes obesidad mórbida o no tienes la complexión adecuada. Quizás puedas usarlo en la intimidad de tu hogar, pero no en público. Nadie quiere verlo.

Está muy de moda usar tops cortos ajustados, sin importar la talla. En serio, son como sujetadores largos. Veo a muchas mujeres usándolos, desde la talla cero hasta la más grande. Los veo en el gimnasio, de compras, en restaurantes. Aunque parezca obvio, si es invierno o hace frío y tienes que usar una chaqueta o abrigo, ¡también deberías usar una blusa y no solo un sostén! Antes los veía todo el tiempo en la playa: mujeres en bikinis que los diseñadores ni siquiera deberían fabricar en esas tallas. A menudo me he preguntado si estas personas se miraban al espejo y decían: "¡Guau, me veo bien!" antes de salir. ¿Tu familia y amigos ya no están dispuestos a ayudarte con sinceridad, a ser honestos contigo y decirte que ese atuendo no te favorece? Si es así, es muy triste. Sé que mi mejor amiga siempre me ha apoyado en este tema, y cuando ha sido necesario, ha sido brutalmente honesta conmigo. Lo aprecio muchísimo.

Aquí tienes una conversación típica en el probador de Kohl's:

Yo: ¿Qué tal esta camisa?

Amiga: ¡Mmm, no, Charlie Brown!

Yo: ¿Qué tal esta otra?

Amiga: ¿Todas las camisas que te compras tienen que ser de rayas?

Jajaja

La Báscula No Siempre es Nuestra Amiga

Hablemos de las fluctuaciones de peso. Dicen que no hay que pesarse todos los días, pero yo lo hago, a menudo varias veces al día. Solo cuento mi pesaje diario matutino sin ropa y mi pesaje mensual de Weight Watchers (obviamente, sin ropa). Llevo haciéndolo muchos años. Lo que he aprendido es que es normal que haya fluctuaciones de peso. Puede que no siempre tengan sentido, pero pueden ser muy motivadoras. Uso mis pesajes mensuales de Weight Watchers para calibrar mi báscula de casa. Casi siempre, la báscula de Weight Watchers marca medio kilo más que la de casa, pero hasta ahora no más de medio kilo. Me obsesiona la báscula. Cuando baja, ¡me alegro muchísimo! Cuando sube, ¡me da rabia! Así que o estoy contenta y motivada, o enfadada y motivada.

Luego hay veces que puedo comer pizza y helado y la báscula marca menos al día siguiente o incluso en los dos días siguientes. Otras veces creo que estoy eligiendo muy bien los alimentos y controlando las porciones, pero la báscula marca más. Esos son los días en que me dan ganas de tirar la báscula por la ventana o contra la pared.

El peso puede fluctuar por muchas razones: hormonas, retención de líquidos, consumo de sal, entre otras. Pero si tu objetivo es mantenerte en forma a largo plazo, usa la báscula como una herramienta para controlar tus resultados. A menos que, durante un tiempo (debes determinar con qué plazo te sientes cómoda), notes una tendencia negativa, no te preocupes demasiado por las fluctuaciones diarias. Esto se sale un poco del tema, pero cada mes, cuando voy al Weight Watchers de Murray, Utah, para pesarme, veo un cartel en la ventana que dice algo así como: ¿Cómo medirías el éxito si no existiera la báscula? Pienso en eso cada mes y mi respuesta es que no lo sé. ¿Me basaría en cómo me queda la ropa? Si la ropa me queda holgada, estoy bajando de peso. Si la ropa me queda ajustada, estoy subiendo de peso. ¿Lo basaría en cómo me siento, como mi nivel de energía? ¿De qué otra manera se podría medir el éxito en un proceso de pérdida de peso y acondicionamiento físico? ¿Quizás midiendo partes específicas del cuerpo mensualmente? Yo me mido con la báscula.

Reflexiones Al Azar

Cuando usaba talla 16 o más, existían tiendas especializadas para esas tallas (hace más de 20 años). Era casi imposible encontrar ropa de esas tallas en tiendas normales. Así que mi mejor amiga y yo compramos casi siempre en Lane Bryant. En ese entonces, ambas usábamos talla 18 y medimos alrededor de 1.55 m. A menudo me preguntaba dónde estarían las mujeres de talla grande para las que diseñan la ropa, o los gigantes. Me probaba pantalones y me quedaban enormes o tenía que hacer un triple dobladillo. ¡Ni hablar! Me probaba camisas de manga larga y me llegaban hasta los dedos o, de nuevo, tenía que hacer el triple dobladillo. ¡Ni hablar! La ropa de verano sí me quedaba bien: los shorts me llegaban por debajo de las rodillas y las camisas me caían por debajo de las nalgas, con mangas casi hasta el codo. Las camisetas parecían tiendas de campaña. ¿Y qué hacía yo con leggings siendo tan gorda? ¡Madre mía! En fin, que la gente sea gorda no significa que sea alta o tenga un cuerpo esbelto.

Nunca he estado tan gorda como para tener que comprar dos asientos en un avión. Me pregunto qué se sentirá.

No puedo dormir sin melatonina y media pastilla de Kirkland para dormir. Llevo así unos 10 años. Mi mente no para de desconectar. Me las tomo automáticamente unos 30 minutos antes de irme a dormir; si no, me paso horas dando vueltas en la cama y pensando. Odio haberme vuelto dependiente de estas cosas. He intentado hablar con el médico y solo me dijo que tomara Benadryl por la noche. (Pone los ojos en blanco). El Benadryl me deja adormecida, pero al día siguiente estoy atontada. Mi método no me deja atontada.

Como dormir puede ser clave para perder peso, me gustaría entender por qué. Además, la melatonina me provoca sueños raros. Hace poco soñé que la policía registraba mi casa. Les pregunté cuánto más iban a tardar porque me dijeron que veinte minutos y ya habían pasado dos horas. Miré el reloj y pensé: "Más vale que se den prisa, que tengo Zumba en una hora." Entonces sonó el despertador.

Bueno, subí casi dos kilos en cuatro semanas después de mi cirugía de cuello. La primera semana, mi amiga vino a ayudarme y no comimos muy sano ni hicimos ejercicio, aparte de caminar un poco. La segunda y la tercera semana intenté mejorar mi alimentación y caminar más. La segunda semana no trabajé, pero la tercera sí. La cuarta semana, compañeros del trabajo vinieron para nuestra reunión trimestral. Fui a la oficina tres días y salí a cenar dos noches. Esos días me descuidé bastante la dieta, pero intenté caminar todo lo que pude. La verdad es que comí más de un par de días. En general, estoy contenta con los dos kilos. Fui a mi revisión postoperatoria el jueves por la tarde. Me hicieron radiografías, me quitaron el vendaje y dijeron que todo se veía y sonaba perfecto. ¡Me dieron el alta para empezar a hacer Zumba poco a poco! No me gustó cómo se veía mi cuello sin el vendaje, pero esperaba que mejorara con el tiempo. El sábado fui a mi primera clase de Zumba en más de un mes. ¡Qué bien se siente estar de vuelta! Mi dieta volvió a la normalidad y ya había bajado dos de los dos kilos que subí. Solo un pequeño desvío en mi camino. El lunes, terminé mi segunda clase de Zumba después de la cirugía. ¡Me sentía genial! Mucha energía, de muy buen humor. Zumba significa muchas cosas para mí, como ya he mencionado hasta la saciedad, estoy segura. La Zumba es como una terapia, además de todo lo demás. Lo extrañé muchísimo. Voy poco a poco, ¡pero estoy feliz de estar de vuelta! Ya he bajado 1.6 kilos de los dos que subí. Estoy segura de que puedo bajar el medio kilo que me queda enseguida. Siempre he tenido mucha energía, ¡pero ahora estoy rebosante! ¡Prepárense!

Superar el consumismo es difícil. Mires donde mires, ves anuncios, carteles, cupones, comerciales, camiones de comida, restaurantes de comida rápida, galletas de las Girl Scouts. Todo se ve bien, suena bien, está disponible por todas partes. El poder de la sugestión. Tiendas de conveniencia. El 90% del cerebro responde a imágenes, sentimientos y experiencias, mientras que solo el 10% es lógico, lo que hace que perder peso y ponerse en forma sea tan difícil. Tienes que conocerte a ti mismo, encontrar tu fuerza de voluntad, tu autocontrol, encontrar maneras de gestionar tu consumo. Facebook está lleno de anuncios, pero aún no me ha afectado con la comida y la bebida. Me ha llevado a comprar en varias tiendas online y a desear cosas, pero ahora no estamos hablando de compras. No suelo ver la televisión, pero en mi casa sí, y a veces estoy leyendo en la habitación y veo un anuncio de comida y ¡cómo me apetece! O al menos quiero probarla, esperando en secreto que está buenísima o que no me guste. O puedo comer solo un poquito para quitarme el antojo.

El otro día fui a Crumbl (tienda de galletas) para comprarle a mi amiga una tarjeta de regalo de agradecimiento porque las probó cuando estuvo aquí, le gustaron y acaban de abrir una sucursal cerca de su casa. Me dije a mí misma que no iba a comprar ninguna galleta, por muy tentadoras que fueran. La dependienta me regaló una galleta brookie (mitad brownie, mitad chispas de chocolate) ¡y me la comí! La semana pasada, en un evento del trabajo, contrataron el servicio de catering de Red Iguana. Me comí dos enchiladas de pollo. Estaban deliciosas. El mole estaba increíble. ¡No puedo dejar de pensar en esas enchiladas! Ayer se me antojó helado de Oreo y un pretzel caliente.

Todo esto viene de experiencias pasadas. No compré nada de eso. ¡Simplemente dije que no!

Sigue diciendo NO a las galletas Oreo.

Sin Excusas Para Hacer Ejercicio

Si de verdad quieres mantener tu peso ideal, necesitas una meta y un plan, y debes ser constante. Las excusas aparecen enseguida, y he aprendido por las malas que sin estructura, es muy fácil perder el rumbo. Por eso siempre tengo un plan, y he aprendido qué funciona para mí.

A algunas personas les va de maravilla haciendo ejercicio en casa, pero a mí no. Lo he intentado muchísimas veces. En cuanto intento hacer ejercicio en casa, me acuerdo de algo que "tengo" que hacer: la ropa, los platos, llamar a una amiga. Es muy fácil distraerse. Para mí, el ejercicio tiene que ser fuera de casa. Tiene que ser una salida planificada, un lugar al que voy, una clase a la que asisto. Una vez que esté allí, me comprometo. Y no se trata solo del ejercicio, sino también de la gente. Esa conexión social marca la diferencia.

A lo largo de los años, he participado en muchos gimnasios y clases. Empecé con Curves, a solo ochocientos metros de mi casa. Era fácil, familiar y estaba lleno de mujeres maravillosas a las que me encantaba ver. Cuando me mudé a Utah, una de las primeras cosas que hice fue transferir mi membresía. En un momento dado, Curves ofrecía clases de Zumba por unos pocos dólares adicionales. No eran regulares, pero me presentaron un tipo de entrenamiento completamente nuevo que me encantó al instante.

Una amiga me habló de una clase de Zumba en el Jordan Valley Athletic Club (JVA), y decidí probarla. Costaba solo 5 dólares por clase y rápidamente se convirtió en una de mis favoritas. Seguía yendo a Curves también, así que durante un tiempo tuve dos membresías: una para entrenamiento de fuerza y otra para Zumba. Algunos podrían pensar que era excesivo, pero a mí me funcionaba. Esa inversión de 60 dólares al mes en mi salud valía mucho más que gastar ese dinero en comida rápida o ropa nueva que no necesitaba.

Finalmente, Curves cerró y me cambié por completo al JVA. Quedaba más lejos de casa—cinco millas en lugar de media—pero me adapté. Echaba de menos la comodidad y las caras conocidas, pero conocí gente nueva y encontré un sentido de comunidad similar. Luego, JVA fue vendida y cerrada, lo que me obligó a otro periodo de adaptación.

Seguí a algunos de mis instructores favoritos a otros lugares: Vasa, centros recreativos locales y gimnasios Herbalife que ofrecían Zumba. Me inscribí en Vasa por $20 al mes, lo que me daba acceso a cualquier gimnasio en cualquier estado. Parecía una buena oferta, pero no ofrecían muchas de las clases que quería sin una membresía más cara. Mientras tanto, pagaba entre $3 y $5 por clase en otros lugares. Algunas semanas asistía a varias clases al día en diferentes gimnasios. Requirió planificación y flexibilidad, pero lo logré.

Luego llegó la COVID y todo cerró. Como tanta gente, me apresuré a buscar qué hacer. Incluso busqué clases de Zumba al aire libre y conduje más de 30 kilómetros solo para encontrar una. Y justo cuando sentía que volvía a encontrar mi ritmo, mi familia y yo nos contagiamos de COVID, dos veces. Tuvimos la suerte de tener casos leves, pero aun así fue un revés. Hubiera sido muy fácil rendirme, pero sabía que rendirme solo me haría sentir peor.

Cuando todo se reabrió, intenté retomar mi rutina anterior. Pero los cambios no cesaban. Algunos instructores que me encantaban ya no daban clases. Vasa dejó de ofrecer las clases que me gustaban. Algunos centros de Herbalife empezaron a exigir la compra de productos: entre 10 y 13 dólares solo para asistir a una clase. No era sostenible. Empecé a faltar a clases que normalmente me encantaban. No porque no quisiera ir, sino porque no podía justificar el gasto.

A pesar de todos estos desafíos, me he mantenido comprometida con el ejercicio. Ahora mismo, hago Zumba de cuatro a seis días a la semana. He encontrado nuevos instructores y lugares. Me he adaptado de nuevo, porque sé lo importante que es seguir adelante. El Zumba me llena de alegría. Me despeja la mente. Me alivia el estrés. Me mantiene centrada.

Eso es lo que hace un plan. Te da algo a lo que volver. Algo que te mantiene firme.

Un plan te ayuda a decidir en lugar de postergar. Te ayuda a adaptarte en lugar de entrar en pánico. Hace que los momentos difíciles sean más llevaderos.

Ahora me enfrento a otro obstáculo: dos nervios muy pinchados en el cuello. El dolor en el brazo y el hombro izquierdos ha sido intenso. Tengo programada una cirugía en menos de seis semanas. Una de las primeras cosas que le pregunté al cirujano fue: "¿Cuándo puedo volver a Zumba?" Así de importante es para mí.

Ya estoy trabajando en un plan de recuperación adaptado. Haré lo que pueda durante la recuperación, algo suave pero constante. No me permitiré derrumbarme. He llegado demasiado lejos. Podría usar la cirugía como excusa para rendirme —tirarme al sofá, ver la tele, comer helado a cucharadas— pero no lo haré. Me lo merezco.

El ejercicio no se trata de perfección, sino de constancia. Se trata de encontrar la manera de incorporarlo a la rutina a pesar de los problemas de la vida. Se trata de conocerte a ti mismo y descubrir qué te hace sentir fuerte, seguro y capaz. No tienes que seguir las mismas rutinas que yo. Solo tienes que encontrar lo que te funciona y ser constante.

Sigue adelante. Sigue diciendo que no a las galletas Oreo. Y cuando la vida te presente obstáculos —y lo hará— ajusta tu plan, pero nunca te rindas.

Carretera Sin Fin

La Gran Mudanza

Les conté que hace más de dieciséis años me mudé de Delaware a Utah. La oficina de Discover donde trabajaba iba a cerrar, ya que nuestra función principal era procesar pagos y muchos clientes pagaban en línea. Discover decidió que ya no era rentable tener dos ubicaciones para el procesamiento de pagos.

No fue una decisión fácil. Había vivido toda mi vida, hasta los 38 años, en Delaware, cerca de toda mi familia. Esto fue en 2008, cuando el mercado inmobiliario se desplomó. Muchos negocios locales cerraron y los precios de la gasolina estaban por las nubes, casi igual que ahora. Yo era una mujer de 38 años sin estudios universitarios, con un hijo de 7 años y 20 años de servicio en Discover Financial Services. Mis opciones eran aceptar una indemnización por despido e intentar encontrar un trabajo bien remunerado en un mercado laboral terrible y con mucha competencia, o quedarme en Discover y aceptar una oportunidad en Utah, mudándome al otro extremo del país.

Aunque fue una decisión difícil, creo que he crecido como persona y he aprendido muchísimo gracias a ella. La mudanza me obligó a conocer gente nueva tanto en el trabajo como fuera de él. Tuve que aprender a orientarme en un lugar nuevo. Delaware solo tenía una autopista principal. Tuve que hacer nuevos amigos y entablar buenas relaciones con nuevos socios.

Incluso fue un reto decidir dónde comprar el supermercado, electrodomésticos y muebles, encontrar una buena guardería, un médico, un dentista y el mejor restaurante de comida para ir a comer. Tuve que averiguar dónde estaba el hospital, el colegio, el gimnasio y dónde alquilar una casa. Lo más difícil de todo fue decidir qué hacer los fines de semana ahora que estábamos a 3862 kilómetros de toda nuestra familia y amigos.

Todavía echo de menos a mi familia y a mi mejor amiga de hace más de 40 años (y a otros amigos y socios). Los echo especialmente de menos en las fiestas, los cumpleaños y otros eventos familiares, y cuando alguien está enfermo o en el hospital y no puedo estar con ellos.

Pero he aprendido a amar la naturaleza: parques nacionales, senderismo, cascadas, paseos por parques locales, leer en el patio. Hacemos excursiones de un día por todas partes. He conocido gente de México, Venezuela, Argentina, Ecuador, Perú y muchos otros países latinoamericanos. He trabajado con personas de la India y he aprendido sobre sus culturas, festivales y gastronomía.

Cuando ya no pude asistir a eventos familiares y empecé a hacer actividades físicas por diversión, como senderismo, bajé 9 kilos en tan solo unos meses. ¡Pasé de 66 a 57 kilos así de fácil!

También empecé a prestar más atención a la cantidad y el tipo de comida que comía. Se acabaron los montones de macarrones con queso en cada reunión familiar, el pastel de éclairs de chocolate y muchas otras cosas. Estos postres se convirtieron en caprichos que solo preparaba cuando iba a casa de amigos o a eventos, que eran mucho menos frecuentes que cuando vivía en

Delaware y tenía tantos eventos con amigos y familiares.

Además, cuando celebramos reuniones familiares, la variedad y las cantidades eran ilimitadas: un enorme bufé con al menos 30 personas, ya que cada uno traía algo. Ahora, en Utah, solo tenemos un plato principal, un par de guarniciones, pan y un postre, en lugar de un montón. A mi hijo le costó acostumbrarse, pero aquí estamos, 16 años después.

Antes de mudarme a Utah, nunca había probado la comida de las siguientes cocinas: india, tailandesa, colombiana y mexicana auténtica. Nunca había ido a las tiendas donde compran. Ahora son algunos de mis lugares favoritos para comprar y comer.

Voy a Perez Market por carne asada, a Anaya's por chorizo y pollo, a La Selecta por chicharrón y muchas otras cosas. También está la Panadería Alicia para el pan dulce. Y luego está La Casa del Tamal, El Cabrito para las mejores enchiladas de Utah, Nepali Chulo, carnitas frescas, tacos, tamales, arepas, naan, pollo tikka masala, curry amarillo, pollo vindaloo. La lista es interminable.

Hoy recibí una analogía genial de una mujer muy sabia (Lara) y un lema perfecto: "No sueltes el volante." Un proceso de pérdida de peso y acondicionamiento físico es como emprender un viaje por carretera y conducir hasta tu destino, solo que una vez allí te das cuenta de que el viaje nunca termina. Para mantener el peso ideal, debes conservar la misma disciplina que desarrollaste al bajar de peso.

Pocas personas conducen sin parar. La mayoría hace varias paradas en el camino. Al conducir hacia tu destino, puedes parar a cargar gasolina e ir al baño. Puedes parar a estirar las piernas y comer algo. Paradas normales en un viaje por carretera.

Pero existen muchas otras paradas, en su mayoría imprevistas, que podrían ocurrir en el camino y retrasar su llegada a tu destino final. Podrías equivocarte de camino y tener que encontrar la ruta de regreso. Podrías perderte y no darte cuenta durante un tiempo, teniendo que volver sobre tus pasos. Podrías tener que tomar un desvío que te lleve horas o varios kilómetros. Podrías encontrarte con obras en la carretera, lo que causaría una larga demora en tu viaje. Podrías caer en un bache y pinchar una rueda. Si tienes un gato y una rueda de repuesto, ¡estupendo! Si no, podrías tener que esperar a la asistencia en carretera o a una grúa. Podrías necesitar algún otro tipo de mantenimiento imprevisto en tu vehículo, lo que causaría retrasos inesperados.

Cuando emprendes un viaje por carretera, intentas prepararte para imprevistos, pero no puedes anticipar todos los obstáculos que encontrarás en el camino. En un proceso de pérdida de peso y mejora de tu condición física, también puedes encontrarte con paradas planificadas e imprevistas, desvíos y otros retrasos, y eso está bien. ¡Tú decides cuánto tiempo te llevará llegar a tu destino final!

Viajar En Caravana Hace Que El Viaje Sea Más Divertido

Habrá días más difíciles que otros. Últimamente, estaba pensando en mi decepción por haber subido entre 1.5 y 2.5 kilos, en cómo se veía mi estómago hinchado, en que seguía comiendo demasiados chips de pita y en que mi consumo de Pepsi Light había alcanzado un máximo histórico. Me sentía fuera de control.

Aunque hubiera razones para que estuviera experimentando algunas de estas cosas, también había mejoras que podía hacer para controlarlo considerablemente. Pensaba que necesitaba volver a mi vieja regla de hace años, en la que solo me permitía un vaso de Pepsi Light para el almuerzo y otro para la cena. Créanme, esto fue una gran mejora/reducción para mí. También necesitaba dejar de comer tantos chips de pita. Simplemente obligarme a parar. Este tema de la Pepsi Light y los chips de pita fue un gran cambio para mí. Si quería tener éxito, necesitaba prepararme mentalmente. Para mí, prepararme mentalmente se trata de hablarme a mí misma, algo así como: "¡Chica, has trabajado muchísimo, has llegado muy lejos, ya has pasado por esto antes y puedes lograrlo! Has construido una base sólida y has creado la estructura para triunfar. Una y otra vez te has hecho promesas, te has fijado metas y las has superado. ¡Puedes lograr todo lo que te propongas! ¡Tú puedes!" Sin embargo, en ese momento no sabía cómo iba a motivarse para alcanzar esas metas.

Entonces, una noche fui a mi clase habitual de Zumba de las 7 p. m. y descubrí que tenían un reto de fitness de 21 días. ¡Me encanta cuando pasan cosas así! ¡Esta podría ser la motivación extra que necesito para afrontar algunos de mis problemas actuales y ver qué puedo lograr en 21 días!

Lo único que tenía que hacer era pesarse, medirse y pagar 25 dólares. No entendí bien las reglas para ganar, pero no importaba (toda la información estaba en español). Ganar sería un extra. Lo usaba como una forma de superarme y dejar algunos malos hábitos. También me esforzaba por alcanzar mi meta final de pesar 47,6 kg (105 libras), lo que significa haber perdido exactamente 45,4 kg (100 libras). Todos mis esfuerzos anteriores parecían alejarme más de esta meta que acercarme.

Decidí hacer una lista de objetivos o cosas en las que quería centrarme durante 21 días para ver cómo me iba. Se me ocurrieron cinco objetivos para el reto:

1. Reduje significativamente mi consumo de refrescos dietéticos. Me permití una lata en el almuerzo y otra en la cena, al menos de lunes a viernes. Puede que no parezca una gran mejora, pero créanme, lo fue. Antes de empezar el reto, bebía hasta dos botellas de dos litros al día.

2. Dejé de comer chips de pita en exceso. Contaba mi porción y no volvía a buscar la bolsa para darme un atracón después. Si quería más, contaba otra porción. Me limité a no comer más de dos porciones a la vez.

3. Bebí más agua. Como estaba tomando menos Pepsi Light, necesitaba beber algo porque tenía muchísima sed. Antes bebía 64 onzas de agua al día.

4. Comí comidas y refrigerios más saludables. Más pollo, menos cerdo. Más proteína, menos carbohidratos. Me hubiera gustado decir más frutas y verduras, pero eso siempre me ha costado. Quizás necesite un cambio de mentalidad o hipnosis para solucionarlo. ¡Nada de chicharrones! Investigué un poco y terminé optando por granola baja en azúcar, galletas Dove de chocolate negro y anacardos como refrigerios.

Intenté no comer entre comidas a menos que tuviera mucha hambre y no pudiera aguantar hasta la siguiente comida.

5. Me esforcé por alcanzar mi meta final de 105 libras. ¡¿No hubiera sido genial decir que había perdido 100 libras?! Eso pensé.

Llevaba seis días y todo iba bien. Las metas 1 a 4 iban por buen camino. Éramos un grupo de siete en el reto y Ana creó un chat grupal. Fue divertido compartir fotos de nuestras comidas y animarnos mutuamente.

Normalmente no me motiva el grupo, pero la verdad es que lo disfruté mucho. También fue agradable ver a las chicas disfrutar del proceso. Además, estuvo genial probar algunos productos de Herbalife (parte del reto consistía en comprar tres productos por semana).

Como era la única que no hablaba español con fluidez, fue un poco interesante. No tenía ni idea de qué pedir. Jaja. Esta semana tomé un batido de proteínas de chocolate, uno de galletas con crema y una bebida energética de frutos rojos.

¡Estaban todos ricos y creo que hasta me tomé uno de fresa!

El objetivo 5 no iba muy bien hasta ahora. Mentiría si dijera que no estaba decepcionada. Empecé el reto con 50 kg y solo había bajado a 49 kg. Sentía que lo estaba haciendo genial y que debería ver más resultados en la báscula. Pero no pasaba nada. Era persistente, dedicada, motivada y decidida. Seguiría adelante y vería qué pasaba. Todavía quedaban 15 días.

Cumplí bien los objetivos del 1 al 4, pero seguía teniendo problemas con el objetivo 5. Durante la segunda semana, logré bajar a 48 kg un día, pero el lunes ya estaba de nuevo en 50 kg. Eso significaba que solo había perdido medio kilo en dos semanas. ¿En serio? ¿De verdad? Lo estaba dando todo. ¡Incluso había reducido significativamente los postres del fin de semana! Me sentía decepcionada con los resultados en la báscula, pero muy contenta con todo lo demás. Reducir significativamente el consumo de Pepsi Light había disminuido mucho mi hinchazón. Me sentí bien al controlar mejor mis porciones y puntos de Weight Watchers, y no sentí hambre ni privación. Quedaba una semana; quería ver qué podía lograr. También dejé de ponerle jarabe saborizado a mi Pepsi Light durante el reto.

Al finalizar el reto de 21 días, ¡había perdido cinco libras y alcanzado todas mis demás metas! No gané, pero aun así me sentí como una ganadora. Incluso reduje una pulgada de cintura y me acerqué más que nunca a mi objetivo final, ¡y alcancé mi peso más bajo: 105.4 libras, aunque solo fuera por dos días! Y lo mejor de todo fue que me divertí. Planeaba continuar incluso después de que el reto terminará y seguir intentando alcanzar mi objetivo final. Era alcanzable y estaba a mi alcance. Consideré tomarme un pequeño descanso el Día de Acción de Gracias para comer un helado o una galleta, pero luego retomaría el reto.

1. Aprendí muchísimas cosas durante el reto de 21 días. Sin orden específico, aquí van:

La horchata Herbalife es deliciosa y nutritiva. Diré que me ayudó con todos mis objetivos durante el reto, ¡así puedo justificar seguir consumiéndola, sea cierto o no! Jaja.

2. Empecé a desayunar más ligero y la mayoría de los días me funcionó de maravilla. Los pocos días que tenía hambre antes del almuerzo, tomaba un batido de proteínas bajo en grasa o uno de mis snacks saludables.

3. Descubrí que en realidad no me gusta el chocolate negro y que no suelo picar entre comidas. Prefiero un desayuno ligero y un almuerzo y cena más abundantes.

4. Dije que tenía 5 objetivos, pero terminé con más al seguir el proceso. Los 2 objetivos adicionales fueron: comer más sano los fines de semana con comidas completas y reducir significativamente el consumo de postres los fines de semana.

5. No extrañé tanto la Pepsi Light ni los postres como pensaba. Logré reducir mis porciones y aun así sentirme satisfecha y sin hambre.

6. Estaba encantada con opciones más saludables para la cena de comida para llevar del viernes, como una ensalada César de medio pollo de Panera o un tazón de pollo de Zao. Me conformé con un trozo de chocolate con leche Dove de postre en lugar de un tazón enorme de helado, una galleta

Crumbl grande o pan dulce de la panadería mexicana.

7. Creo que también fue una buena experiencia para mi familia. Normalmente, los viernes por la noche solemos ir alternando la comida para llevar, pero durante el reto no lo hicimos. Creo que aprendieron que la comida para llevar más saludable también está rica y que hay otras opciones además de hamburguesas y pizza.

Solo unas semanas después de que terminara el reto, mi esfuerzo dio sus frutos. Me tomó 20 años, pero finalmente, el 2 de diciembre de 2023, ¡alcancé mi meta principal, al menos por un día, por primera vez en mi vida! Cuando comencé este camino, pesaba 93 kilos y, cuando me subí a la báscula el 2 de diciembre de 2023, ¡pesaba 47,4 kilos! ¡Puedo decir oficialmente que he perdido 45 kilos! Estaba tan emocionada que no me lo podía creer. ¡Incluso me tomé una foto en la báscula! Ahora que estoy aquí, quiero quedarme. ¡Por primera vez en mi vida adulta, no necesito bajar de peso! ¡Puedo mantenerme en mi peso ideal! Me esforcé muchísimo para llegar hasta aquí, pero valió la pena. ¡Nunca me he sentido mejor! Y quiero compartirlo para ayudar a otros.

El Destino es el Viaje: Disfrútalo!

Cuando hago ejercicio, principalmente Zumba de 4 a 6 días a la semana durante una hora, me digo a mi misma: "Soy una máquina, lo estoy haciendo genial, puedo con esto!" Tengo 55 años, pero salto y hago ejercicio como si tuviera 20 años o algo así. Estoy motivado y lleno de energía. No se si soy realmente genial o si lo estoy haciendo de maravilla, pero en mi mente lo soy y eso es lo único que importa.

Claro, también hay momentos en los que pienso cosas como: "Dios mío, me voy a morir, esta clase me está matando, ¡qué calor hace aquí!", pero solo durante un par de minutos, así que no pasa nada. Jajaja

No me canso de hacer Zumba, y eso bueno porque necesito hacer ejercicio y lo disfruto muchísimo. No es una tarea pesada ni algo que me de pereza hacer. Me encanta y estoy deseando llegar allí. Siempre estoy buscando una nueva clase o instructor para poder asistir al menos a cuatro clases por semana. Soy fiel a mis lugares habituales y lo sigo siendo, pero a veces se cancelan las clases porque no hay suficiente gente para que la clase valga la pena o al menos para cubrir los gastos y pagarle al instructor, o cierran por vacaciones cuando otros gimnasios o centros más grandes permanecen abiertos. Intento tener siempre un plan de respaldo.

A menudo sigo a los instructores que me gustan mucho a otros lugares, y conozco a nuevos instructores que también me acaban gustando y a los que también sigo.

El Zumba me funciona por muchas razones: soy una persona sociable, me gusta aprender sobre diferentes culturas y me encanta la música. He sido amante de la música toda mi vida, de muchos géneros diferentes. Cada clase es como una fiesta de baile. La música tiene un ritmo y una cadencia excelentes. Tengo canciones favoritas en cada clase o con cada instructor. Algunos de los movimientos son ejercicios aeróbicos básicos, como los saltos con apertura de piernas, pero otros son diferentes en muchos aspectos.

Algunos pasos son habituales, como salsa o cumbia. Otros son más exóticos o difíciles, e incluso después de muchos años practicando, mi cuerpo todavía no se mueve así. Tengo una aplicación en mi teléfono llamada SoundHound, y cuando suenan canciones que me gustan en clase, la activó para saber el nombre de la canción y el artista.

Luego compré las canciones y las añado a mi lista de reproducción de Zumba en el teléfono. Así la escucho en el coche, caminando o corriendo en el parque, o en la ducha.

Cada instructor tiene un estilo diferente. A veces, varios instructores usan la misma música con distintos pasos, pero la mayoría tiene canciones que otros no usan. Sigo añadiendo canciones a mi lista de reproducción de Zumba, y me recuerdan a instructores del pasado y del presente.

Echo mucho de menos a los instructores que se van o deciden dejar de dar clases. ¡Si vuelven, estaré en sus clases! Mis instructores favoritos actuales, a quienes asisto regularmente, son: Arcy León Corona, Erika Leon, Julia Leon (en las clases de Arcy o Erika), Diana Muñoz Coronado y Beto

Montero Rodal. Si puedo encontrarme con una clase de Rocío Díaz o Irvin Juárez, ¡allí estoy!

Hace poco, mi amigo Christopher Santana obtuvo su certificación y anoche asistí a su clase. ¡Fue genial y él es un tipo increíble! La semana pasada probé una clase impartida por una de las dueñas de Ole Nutrition: Eva Galván. ¡Guau! Me encanta su energía, su sonrisa, ¡y su clase fue fantástica!

A veces, para tener éxito, hay que superar o dejar de lado los problemas. Me encanta el Zumba y me entrego por completo en cada clase. Siempre sudo y me acaloro. Esto se debe al esfuerzo que le dedicó a la clase, a la menopausia y a que padezco urticaria colinérgica (un aumento de la temperatura corporal que suele causar ronchas).

No dejo que nada de esto me detenga y disfruto muchísimo de cada clase.

Papas Fritas Con Queso Y Samosas

Otra bendición disfrazada

Cuando llegó la COVID, los gimnasios cerraron y algunos instructores se dedicaron a otras cosas para no volver jamás. Una vez más, tuve que buscar maneras creativas de mantener mi rutina de ejercicio. Como mencioné antes, al principio me costaba ir al gimnasio después de pasar por casa. Cuando llegó la COVID, ya llevaba unos dos años trabajando desde casa a tiempo completo, así que ir a una clase por la noche era mi principal interacción social. Siempre he considerado mis clases de ejercicio como una cita, reunión o compromiso más en mi calendario diario para mantenerme constante, no distraerme con otras cosas en casa ni poner excusas para no ir o no hacerlas. Esta vez no tenía otra opción y quería seguir adelante. Tenía un programa de seis semanas de Kettlebell en DVD que había hecho años atrás, lo desempolve y lo volví a hacer, solo que esta vez haría 2 o 3 entrenamientos seguidos en lugar de uno solo, para intentar igualar una clase de 60 minutos. Empecé a correr en el parque varios días a la semana para compensar las clases de Zumba que me perdía, y también empecé a caminar más. Contactaba con todo el mundo para preguntarles si había gimnasios abiertos o clases de Zumba, y asistía a cualquier clase, con cualquier instructor, que encontrará.

Nunca he entendido por qué la gente no va a clase si hay un instructor sustituto o nuevo. Todos los instructores que has tenido alguna vez fueron nuevos para ti. He encontrado instructores geniales y me encanta probar sustitutos, nuevos lugares o nuevos instructores cuando los instructores deciden dedicarse a otras cosas. Mi rutina de ejercicio no se detiene porque un gimnasio cierre, un instructor se vaya o haya una pandemia. Desde que la situación del COVID se estabilizó, prácticamente solo he ido a Zumba de lunes a jueves a las 7 pm en los gimnasios Herbalife con quien sea el instructor (a veces yo misma). Algunos instructores realmente geniales van y vienen, y la gente que asiste a las clases también, pero yo sigo adelante. Todavía tengo mi membresía de Vasa y voy allí a una clase de Zumba si se cancela mi clase habitual y no encuentro otro lugar. Me decepciona no haber continuado con al menos una clase de entrenamiento de fuerza o levantamiento de pesas por semana. Siempre digo que volveré a hacer ejercicio después del COVID, pero todavía no lo he hecho. No sé qué me lo impide. Realmente no tengo excusa.

Vacaciones y Viajes de Negocios/Interrupciones en La Rutina

Me cuesta mucho mantener mi dieta y mi rutina de ejercicio cuando estoy de vacaciones o en un viaje de negocios. Lo estoy haciendo mejor que antes, pero aún tengo mucho margen de mejora. Quizás esté bien ser más flexible en estos momentos, pero no tiene por qué ser excesivo. Antes dejaba de contar la comida y los puntos durante las vacaciones, pero ahora lo hago a diario. En cuanto llegó al aeropuerto o a mi destino temporal, toda mi rutina se va al traste. Retomo mis viejos malos hábitos alimenticios, elijo mal la comida y pongo excusas o ignoró el hecho de que no estoy haciendo ejercicio. En mi último viaje de negocios a Chicago, llevé ropa deportiva como siempre y pasé una vez por el gimnasio del hotel, pero estaba abarrotado. Logré mantener mi racha de pasos durante cinco días, lo cual es positivo. Tenía buenas intenciones, pero eso fue todo lo que conseguí.

Por otro lado, ¡deberías haber visto lo que comí! Intenté comerme solo media ensalada César de pollo en Panera Bread un par de veces, y lo logré en el desayuno, ya que el hotel no la ofrecía gratis. No se me daba bien beber agua. Si hubiera habido un concurso de comer nachos con salsa, habría ganado dos veces. También fui a mi restaurante indio/pakistaní favorito, Sabri Nihari. En una sola comida comí pakoras, samosas, naan de ajo, pollo asado, biryani de pollo, pollo tandoori, pollo tikka masala y pollo al curry con mantequilla. ¡Cuando vuelva a casa, a Delaware, me daré un atracón! Seguro que comeré la salsa de crema agria y cebolla de Helluva Good con patatas fritas, pizza de pollo búfalo de Pat's, pizza de pepperoni y patatas fritas con queso de Grotto's, pollo con dumplings en The Smyrna Diner, helados de Rita's y granizado polaco si lo encuentro, y un pretzel frío de Wawa. ¡Qué rico, qué exageración!

Ahora que estoy a punto de aterrizar para lo que espero sean unas vacaciones increíbles, únicas en la vida, me pregunto qué comeré y si haré algo de ejercicio. Tengo buenas intenciones. Ya llevo 9650 pasos hoy. Me comí una galleta de salchicha, huevo y queso de Carl's Jr. en el aeropuerto, no he bebido agua en todo el día, y en el avión me tomé una Pepsi Light, dos Coca-Colas Light y unas chips de pita Stacy's. Así que estoy en el vuelo de regreso a casa. Logré mantener mi racha de pasos caminando, mi objetivo diario, pero ese fue todo el ejercicio que hice durante todo el viaje. Y comí de más todos los días, pero sí registré mis puntos a diario. Me pregunto cuánto peso habré subido esta vez. Pero no pasa nada, volveré a mi rutina de ejercicio y a mi plan de alimentación mañana o el lunes a más tardar. ¿Quizás esté bien tomarme estos pequeños descansos de mi alimentación y mi rutina de ejercicio siempre y cuando la retome tan pronto como regrese de un viaje y solo sea un par de veces al año? Sé que nunca quiero volver a estar como antes.

Dulce Y Picante

Del Primer Aliento Al Último: La Vida es un Viaje de Transformación

Cuando repaso mi vida, veo que he emprendido un verdadero viaje de autotransformación que comenzó a mis veintitantos años. Ha sido mucho más que alcanzar un peso saludable y mantenerlo. Al mirar atrás, veo tantos obstáculos que tuve que superar. Algunos fueron realmente dolorosos. Podría haberme rendido en cualquiera de esos momentos cruciales, pero si quería tener éxito, tenía que encontrar una solución. Y eso fue lo que hice.

En todos los casos, esos obstáculos surgieron cuando tomé medidas para mejorar mi vida. Sinceramente, creo que esto nos pasa a todos. Siempre que intentamos cambiar, las cosas parecen empeorar antes de mejorar. Hay que afrontar esos obstáculos si queremos convertirnos en una nueva versión de nosotros mismos. Si no podemos superarlos, no lo conseguiremos. Sin dolor no hay recompensa. Lo primero que intenté ni siquiera fue perder peso, pero se aplicaban los mismos principios. Tengo mala vista, así que cuando tenía veintitantos decidí empezar a usar lentes de contacto. La primera vez que los usé fue una pesadilla. No hay nada como pinchar el ojo todos los días para aumentar el estrés; aprender a ponerlos y quitarlos fue lo primero. Luego, en un viaje a Disney World (claro, estaba de vacaciones), se me quedó uno atascado detrás del globo ocular. Estaba literalmente en la parte posterior del ojo, y tardé todo el día en sacarlo. Después, se me formó una película sobre el ojo que no se quitaba. Así que, durante todas las vacaciones, no pude ver con un ojo. Cuando llegué a casa, resultó que tenía una infección en el ojo. Así que tuve que ponerme gotas antibióticas para curarlo y esperar un par de semanas antes de volver a usar lentes de contacto. ¡Una locura! Pero al final valió la pena. Siempre odié usar gafas; nunca parecían estar limpias y desde entonces solo he tenido que usar gafas de lectura.

Unos años después, cuando tenía poco más de treinta, decidí reemplazar doce coronas dentales, de seis en seis. ¿Por qué tantas coronas a una edad tan temprana?, se preguntarán. Mis dientes no tienen esmalte. Mis dientes de leche estaban bien, pero una vez que se cayeron, los dientes permanentes salieron sin esmalte. Además, tengo la boca muy pequeña (al menos físicamente; mis amigos y familiares dirían que es grande, ruidosa y que no se apaga). Cuando tenía nueve años, me sacaron nueve dientes (algunos me los cortaron y otros me los extrajeron) para que hubiera suficiente espacio en la boca para los que quedaban. Esto representó un gasto enorme para mis padres. Como ya no tenía esmalte, necesitaba coronas en todos los dientes que me quedaban. No tenían dinero para eso, así que ahorraron para ponerlas una por una. Hacerlas una por una tuvo el desafortunado resultado de que algunos de mis dientes fueran blancos brillantes, otros blanquecinos y otros de color normal. Ninguno de mis dientes era del mismo color. ¡Qué vergüenza para una adolescente! Todo el mundo pensaba o suponía que estaba de mal humor porque odiaba sonreír. No quería que nadie viera mis dientes de diferentes colores y, cuando los veía en fotos donde sonreía, me moría de vergüenza.

Luego, a los 16 años, se me impactaron las muelas del juicio superior, así que me extrajeron las dos de arriba y me sacaron las dos de abajo. Juro que desde los cinco hasta los dieciocho años, me la pasaba en el dentista. A los 18, estaba harta. Me negué a ir más. Qué asco, lo sé. Cuando por fin volví al dentista, saqué el dinero de mis ahorros y le dije que si podía hacerme todas las coronas a la vez (no una por una), me gustaría rehacerlas todas para que fueran iguales: mismos materiales, mismo color. Llegamos a un acuerdo: seis abajo y luego las seis arriba. Quedaron mucho mejor. Me sentí tan aliviada. Me sentí mucho mejor conmigo misma. Desde entonces sonrío todo el tiempo. Siempre me ha encantado reír, y ahora puedo hacerlo sin sentirme cohibida porque mis dientes se ven bien. Por cierto, durante los últimos 20 años he ido al dentista con regularidad, como debería. Me costó superar muchos obstáculos para llegar hasta aquí, pero valió la pena.

Imagínate por un segundo a esta chica con dientes de colores extravagantes, gafas gruesas y 45 kilos de sobrepeso. Súmale mi pelo rizado natural, que parecía tener vida propia. Era un desastre. Un inciso: por aquel entonces estaba felizmente casada y tenía un hijo. Así que no importa cómo te veas para tener amor y sentirte plena. Nunca hice estas cosas para conseguir un hombre ni nada parecido. Nunca fue por los demás. Fue por mí. Quería sentirme mejor conmigo misma, quería sentirme mejor física y emocionalmente, y estaba dispuesta a hacer el trabajo necesario para conseguirlo. Fue un camino largo, con muchos obstáculos. Y no sabía si iba a funcionar. Pero seguí adelante. Espero que tú también lo hagas, sea cual sea tu objetivo.

Después de arreglarme los dientes, empecé mi proceso de pérdida de peso y mi transformación física, pero aún tenía un problema: mi pelo. Así que mi pelo fue lo siguiente en mi vida. Tengo el pelo rizado de forma natural y durante los primeros 38 años de mi vida viví en Delaware, un lugar húmedo y lluvioso. Durante ese tiempo. Hubo un tiempo en que mi cabello parecía tener vida propia, sin importar lo que hiciera. En la secundaria, sufrí bullying por parte de unas chicas muy malas, pero muy guapas. No entraré en detalles, pero sí diré que decían que mi cabello parecía el de un caniche (y tenían razón). Después de un corte de pelo en particular, dijeron que me parecía a Roger Daltrey (y tampoco se equivocaban). Me dolió, quizá más porque era cierto. Así que cuando me mudé a Utah, un lugar seco, soleado y mucho menos húmedo, hace 16 años, me recomendaron ir a la peluquería de Jace. Me corté el pelo, me hice mechas y lo alise, y ahora me encanta. Desde entonces, no he ido a ningún otro sitio. Jace es un mago del cabello que hace maravillas. Nunca se me ha dado bien peinarme, así que hubo algunos días difíciles y lágrimas hasta que logré imitar el resultado final de Jace, pero ahora lo he conseguido.

Ahora, cuando voy a algún lugar húmedo o lluvioso, o cuando estoy en casa y me da pereza, simplemente me aplico productos para cabello rizado, lo aprieto con las manos, me pongo una diadema y listo. Me gusta mucho más liso, pero en algunos climas no se deja peinar, así que ¿para qué perder el tiempo? Muchos compañeros de trabajo o amigos en Utah que ven mi cabello rizado o natural por primera vez me preguntan si me hice una permanente (nunca me he hecho una permanente en mi vida) o dicen que les gusta así. Una vez, dos amigos del gimnasio me dijeron que parecía un afro blanco cuando regresé de un viaje a Florida, lo que me hizo reír. Debieron haberlo preferido rizado porque a menudo me preguntaban cuándo volverían a ver al afro blanco. ¡No muy a menudo, chicos, no muy a menudo!

A lo largo de los años, he leído muchos libros sobre cómo mejorar las habilidades de comunicación y cómo manejar las emociones, porque soy una persona muy apasionada, tanto cuando estoy emocionada como cuando estoy enfadada. También soy una persona muy abierta, directa y franca. Esto último es un reto constante para mí. Sigo trabajando en ello; siempre lo tengo presente. Puede que siempre sea un reto para mí.

¿Qué sigue en mi camino de transformación personal? La verdad es que no lo sé. Una de mis metas al empezar era verme bien (secundaria, claro, a estar sana). Pero cuando pierdes la mitad de tu peso, lo que te queda no se ve como lo imaginabas. Al menos, no fue mi caso. Puedo decir que después de perder casi 45 kilos, no me gusta cómo se ve la mitad que me queda. Pensé que sería feliz cuando bajara de peso y estuviera en forma, pero no.

Entiendo que algunas cosas vienen con la edad, pero la piel sobrante, las estrías, la celulitis en las piernas, la flacidez en los brazos, las arrugas pronunciadas, el trasero flácido... ¡Qué asco! No me gusta nada de cómo se ve y me he esforzado muchísimo. Algunos me dicen que me veo genial, que estoy muy delgada, y yo pienso: "¿Pero me han visto desnuda?" ¡Gracias a Dios que no!

Así que ahora me debato conmigo misma: ¿debería quitarme el exceso de piel o hacerme algún otro retoque estético, o simplemente aprender a vivir con lo que veo en el espejo? ¿De verdad soy tan vanidosa? ¿De verdad quiero gastar el dinero? ¿Sería realmente más feliz? ¿Por qué no me quiero tal como soy, con mis cicatrices y todo? Tengo que confesar que, después de pensarlo y hablarlo durante años, en enero de 2023 fui a hablar con un especialista (investigué mucho antes de pedir cita). Quería preguntarle qué podría hacer para mejorar el exceso de piel en mi cuerpo.

No era solo el exceso de piel. Tengo las rodillas enormes. Supongo que todos tenemos alguna parte del cuerpo que nos acompleja. En mi caso, son las rodillas. Para que os hagáis una idea, mido 1,55 m, peso 48 kg y tengo que usar una rodillera extragrande. ¡Yo! En este cuerpecito. Además, mis muslos parecen requesón. ¡Qué horror! Pero para que quede claro, no estaba allí para ningún tipo de cirugía de aumento de senos; estoy orgullosa de mi talla A.

En la cita, quería saber qué se necesitaría y cuánto costaría solucionar todo esto. Todavía no he hecho nada. Primero, no me gusta gastar mucho dinero en mí misma. Soy más de comprar camisetas, leggings o zapatillas Under Armour en liquidación. Solo me compro cosas caras o a precio completo cuando tengo tarjetas de regalo o dinero de Navidad o cumpleaños. Segundo, me dijeron que no podría ir a Zumba ni hacer ejercicio durante al menos dos semanas para recuperarme bien, y no me apetecía nada.

Así que, ¿lo haré o no? ¿Debería o no debería? Le dije a mi editora que si de verdad escribía un libro, lo publicaba y ganaba suficiente dinero con las ventas para pagarlo, quizá lo haría. Solo el tiempo dirá si me atrevo o no. Así que escribí sobre mi proceso de transformación personal y todo lo que he hecho hasta ahora. Mi pérdida de peso y mi estado físico, que serán un proceso continuo, han sido, con diferencia, lo más difícil y largo. Lo que he aprendido por el camino es que tendrás que lidiar con las inseguridades de otras personas y que esto puede surgir de forma inesperada y repentina.

Herramientas Para Controlar El Peso Y Establecer Objetivos

Monitores de actividad física

He estado caminando mucho más en los últimos años, incluso antes de la pandemia. ¡Quien inventó el Fitbit es un genio! ¡Estoy totalmente obsesionada con ese pequeño dispositivo! ¡Hasta el punto de ser ridícula! Tengo el Fitbit Inspire, que se engancha al pantalón, y me gusta más así (no me gusta usarlo como un reloj). Lo tengo configurado con los siguientes objetivos diarios: 250 pasos por hora durante 12 horas al día (de 7 a. m. a 7 p. m.), 12 650 pasos diarios, 8 km de distancia, 1600 calorías quemadas y 60 minutos de actividad. Controlo mi progreso diario al detalle. Si llego a los 12 650 pasos, me propongo llegar a los 16 650 (equivalentes a 10 puntos de Weight Watchers). Si llego a los 16 650, me propongo llegar a los 20 000 y luego a los 30 000. Creo que he alcanzado los 40.000 pasos diarios varias veces.

Hago todo lo posible por lograr mi objetivo de 250 pasos por hora. Me emociono con cada insignia que consigo. También me esfuerzo al máximo por alcanzar mis objetivos diarios de Fitbit, incluyendo mantener una racha de días consecutivos. Mientras escribo esto, llevo 316 días y sigo sumando. He tenido que empezar de nuevo algunas veces, pero no pasa nada. Lo consigo: aparcado al fondo de todos los aparcamientos, subiendo las escaleras en lugar de usar el ascensor, caminando durante las videoconferencias con auriculares inalámbricos, caminando mientras hablo por teléfono con amigos y familiares, caminando en lugar de sentada mientras espero para embarcar, mientras espero a que empiece una clase, mientras espero a que me llamen para una cita, mientras leo, y dando un paseo por la manzana o en el parque cuando hace buen tiempo.

Suplementos

Hasta que empecé a tomar clases más intensas en el gimnasio, como entrenamiento militar y acondicionamiento físico integral, no tomaba ningún suplemento dietético. Necesitaba algo que me ayudara a recuperarme del dolor muscular. Empecé con batidos de proteínas bajos en calorías para obtener proteínas, desarrollar músculo y recuperarme después del entrenamiento. También empecé a tomar aminoácidos para la recuperación muscular (tiene muchos otros beneficios) y magnesio para la salud ósea y muscular, además de ayudarme a regular mi tránsito intestinal. Con los años, he añadido suplementos a mi rutina diaria para mejorar diversas cosas, como:

• Multivitaminas, ya que mi dieta era deficiente en muchos nutrientes

• Fibra, ablandadores de heces, prebióticos y probióticos, y antiinflamatorios para regular mi tránsito intestinal y evitar episodios de síndrome del intestino irritable

- Vitamina B12 para la salud del sistema inmunitario y nervioso, así como para el apoyo cardiovascular y metabólico
- Biotina para el cabello, la piel y las uñas
- Melatonina para dormir mejor
- Ácido fólico para la salud del corazón
- Calcio para la salud ósea

Durante un tiempo, tomé colágeno, que es similar a la biotina. ¿Quién sabe qué añadiré después? Supongo que depende de la necesidad. Hay muchísimos suplementos dietéticos diferentes. Suelo comprarlos en Walmart o Amazon. No quiero gastar mucho dinero en suplementos, aunque conozco a mucha gente que sí, y está bien si eso es lo que prefieren. ¡Yo prefiero gastar ese dinero en ropa deportiva o zapatillas nuevas! Ya sea por salud o para entrenar, elige los suplementos que te ayuden a ser tu mejor versión. Muchos hombres que conozco que entrenan, incluido mi hijo, usan creatina, que mejora el rendimiento muscular y ayuda a ganar masa y peso, así que no la uso, ni tampoco los suplementos pre-entrenamiento que dan mucha energía, la cual ya tengo de forma natural.

Jugar es Medicina

Jugar se define como realizar una actividad por puro disfrute y recreación, sin un propósito serio o práctico. De niño, jugábamos todo el tiempo de mil maneras: toboganes, columpios, trepar a los árboles, andar en bicicleta, jugar a la mancha, al escondite, nadar, deslizarse en trineo, juegos de mesa, juguetes, colorear, etc. También practicamos deportes: sóftbol, malabarismo con bastón, patinaje. Es importante jugar y reír, incluso de adulto, o sobre todo de adulto. ¡Diviértete! Haz cosas para disfrutar y recrearte. Quizás sea igual que cuando eras niño: mi familia se lo pasa genial jugando a las cucharas o a las manzanas, especialmente mi padre. O quizás sea diferente, como ir a un concierto, un espectáculo o un evento deportivo. ¡Ríete! La risa fortalece el sistema inmunológico, mejora el estado de ánimo, disminuye el dolor y te protege de los efectos dañinos del estrés.

La Auto Reflexión Nos Ayuda a Sanar

Analizar mi comportamiento constantemente. Intento no obsesionarme con ello, y creo que me ayuda a mantenerme en el buen camino. Un buen ejemplo de ello es que deje de comer caramelos Rainbow Nerds durante bastante tiempo. Últimamente he empezado a comer caramelos de goma Nerd Gummy Clusters, y son incluso peores para mi que los Rainbow Nerds! Así que me pregunté: ¿Por qué siento la necesidad de seguir comiendo caramelos azucarados? Esta pregunta me llevó a limitar la cantidad a unos pocos al día. Al contarlos, evitar que el hábito se me escape de las manos.

También analizo mi piel flácida. Probé este tratamiento para la piel llamado Neveskin en la parte delantera y trasera de mis muslos (mis zonas con peor aspecto, o al menos las dos peores). No fue excesivamente caro, pero no obtuve absolutamente ningún resultado. Me sentí muy decepcionado. Y pensé para mis adentros: a mi edad, ¿qué más da? Quiero verme bien con pantalones cortos, pero tengo 55 años. ¿Por qué me preocupa? ¿Qué importancia tiene?

Medirse es otra forma de análisis que he aprendido a disfrutar. Una mañana, en Ole Nutrition, sentí curiosidad porque estaban pesando y midiendo a otra señora, así que le pedí a Eva que me pesara y me midiera a mí también, y lo hizo. Ella habla principalmente español, pero a través de la instructora de Zumba, me dijo que todos mis valores eran buenos, aunque mi porcentaje de grasa corporal y masa muscular podrían mejorarse un poco. Necesito conseguir la lista de las cosas que midió.

En fin, me fui a otra clase de Zumba en el mismo centro comercial, pero seguía pensando en ello, así que volví a Olé después de la clase. Estuve hablando con Oscar (el esposo de Eva) sobre mis valores, ya que él habla mejor inglés. Le pregunté cómo podía reducir mi grasa corporal y aumentar mi masa muscular. Me pidió que le explicara mi rutina diaria en cuanto a lo que como, bebo y hago ejercicio, así que lo hice. Con delicadeza (bueno, a mi manera), le expliqué que empiezo cada día con una barra Fiber One y 950 ml de agua para mantenerme activa, si me entiendes. ¡Lo que me dijo me sorprendió mucho! ¿Que no consumo suficiente proteína? Juro que mi dieta se basa principalmente en proteínas, pero según lo que le conté, ¿dijo que no consumo suficientes? Como mucha carne, huevos y tomo muchos batidos de proteínas.

Tuvimos una larga conversación sobre Weight Watchers, el control de las porciones y mi preocupación de que si aumento la cantidad de comida que ingiero, subiré de peso. Él no cree que vaya a suceder y que esto me ayudará a reducir mi grasa corporal y aumentar mi masa muscular. Me dijo que me pesarán y medirán semanal o quincenalmente a medida que haga cambios para ver qué sucede. Les contaré más sobre esto.

Al salir, una señora estaba sentada en una mesa, tomando una de las bebidas que venden. Me detuvo y me dijo que había escuchado mi conversación. Dijo que era sanadora natural, que podía sentir mi presencia y que necesitaba amor, ¿amor propio? Dijo que no estaba segura de si yo creía en ese tipo de cosas o que podría ser desconfiada por ser una completa desconocida, pero que realmente podía sentir mi presencia mientras estaba allí. No sé cómo explicar lo que viví, solo puedo decir que tenía razón sobre el amor propio y que necesito encontrar la manera de cultivarlo. Se me humedecieron los ojos un par de veces durante nuestra breve conversación. En lo práctico, me recomendó comprar un cepillo corporal y cepillarme todo el cuerpo, desde las axilas hasta los pies, para ayudar a depurar mi organismo. Me contó que había sufrido un accidente muy grave hacía ocho años y quedó paralizada. Ella también había tenido problemas similares para eliminar toxinas y eso le había ayudado mucho. Me abrazó y me fui. Desde entonces, no he dejado de pensar en ello. Me encantaría encontrarla y volver a hablar con ella.

El sueño

A lo largo de los años, me he sentido frustrada muchas veces cuando las cosas que me funcionaban dejaron de hacerlo. Antes me funcionaban, pero ya no. Después de superar la frustración, lo cual no me lleva mucho tiempo, empiezo a pensar y reflexionar sobre lo que está sucediendo en mi vida en ese momento. ¿Qué ha cambiado y qué ajustes puedo hacer para seguir adelante? A veces, el cuerpo o el sistema digestivo cambian, como con la menopausia, los problemas intestinales (disculpen), o los efectos secundarios de algún medicamento, ya sea a corto o largo plazo.

A veces, la solución es un suplemento dietético. A veces, si eres sincera contigo misma, te darás cuenta de que quizás has aumentado un poco el tamaño de tus porciones o que tus cálculos de ingesta (calorías, puntos, etc.) no son tan precisos como crees. A veces, necesitas cambiar radicalmente tu dieta y tu rutina de ejercicio. El sueño y el estrés son dos cosas que probablemente no pensabas que tuvieran que ver con la pérdida de peso o el ejercicio, ¡pero sí que lo tienen! También pueden estar relacionados con otros problemas de salud. Hablaré de los más comunes. Empecemos por el sueño. Las personas tienen diferentes necesidades de sueño, pero casi todas las recomendaciones de todas las fuentes recomiendan entre siente y ocho horas por noche para los adultos.

Creo que esto significa dormir bien. No me refiero a tener demasiado calor o frío, no poder encontrar una postura cómoda, sacar y meter las piernas, dar vueltas en la cama, que la mente no se apague, tener que ir al baño, mirar al techo, leer un rato para intentar cansarme lo suficiente para dormir. La mente no para de dar vueltas... "¿Qué es ese ruido?" Este es el tipo de sueño que he sufrido durante años. Si a eso le sumamos que soy una persona muy activa que hace ejercicio de 7 a 8 de la noche casi todos los días, tengo un problema serio. Hace muchos años que dejé de intentar solucionarlo por mi cuenta y empecé a preguntar a amigos buscando soluciones e investigué un poco. Incluso hablé con mi médico. Me recomendó Benadryl. No es una buena opción para mí. El Benadryl me deja KO, así que me ayudaría a dormir, pero también me deja muy atontado al día siguiente. No, gracias.

Así que, por recomendación de un amigo, empecé a tomar melatonina como suplemento dietético. Me ayudó un poco durante un tiempo, pero no tanto como esperaba. Aun así, sigo tomándola todas las noches. Además, a menudo me provoca sueños muy vívidos.

Por recomendación de una amiga, probé el somnífero Kirkland de Costco. Me dijo que tomaba tres o cuatro por noche, pero decidí empezar con solo uno. A la mañana siguiente me di cuenta de que había dormido profundamente, pero literalmente me fui a la ducha con los ojos cerrados, así que fue demasiado para mí. Por eso, reduje la dosis a la mitad y me funciona de maravilla. Me gusta tomarlo, meterme en la cama, leer durante unos 30 minutos o menos y quedarme dormida poco a poco. Ahora no me arriesgo ni espero a ver qué pasa. Simplemente tomo mi melatonina y media pastilla de Kirkland y me acuesto. De lunes a viernes intento acostarme entre las 9 y las 9:30 de la noche, y creo que la mayoría de las noches duermo entre 6 y 7 horas bien. Todavía me despierto varias veces por la noche por diversos motivos.

Los sábados y domingos no tengo que madrugar para ir a trabajar, así que suelo aprovechar para acostarme más tarde y levantarme más tarde por la mañana. No pongo alarma los sábados ni los domingos. De lunes a viernes me levanto entre las 4:30 y las 5 de la mañana para empezar a trabajar entre las 5:30 y las 6. Soy una persona madrugadora, pero gracias a mi somnífero nocturno y a acostarme más tarde, normalmente no me levanto antes de las 8 de la mañana los sábados o domingos, a menos que tenga algo concreto que hacer o algún sitio al que ir antes. Así que los fines de semana creo que duermo al menos 8 horas Dormir bien.

No sé si mi cóctel nocturno sea lo mejor a largo plazo, pero no creo que me perjudique en absoluto y consigo el descanso que mi cuerpo tanto necesita. ¿Qué ocurre cuando no se duerme bien? Cada persona es diferente. Cuando no duermo bien, no estoy tan alerta ni rindo como de costumbre. Menos mal que mi trabajo no es de vida o muerte. No me dedico a operar ni nada parecido. Cuando no duermo bien, me irrito con facilidad y con mucha más rapidez. Puedo ser brusco con la gente, menos positivo, menos productivo, por mencionar algunas cosas. Nunca permito que la falta de sueño sea una excusa para faltar al trabajo o a mi clase de ejercicio, pero ¿quizás tú sí? Intento que la falta de sueño no influya en mis decisiones, que no me lleve a descuidar mi alimentación o mis responsabilidades, pero quizás no sea tan constante como siempre. El estrés puede afectar a tu salud física y mental y a tus relaciones de muchas maneras. Algunas son similares a la falta de sueño y otras son completamente diferentes.

No Sueltes El Control

Sé que ya he mencionado todos los cierres de gimnasios que he experimentado en el pasado, pero fueron un golpe muy duro. Este tipo de cosas pueden desestabilizar por completo el mantenimiento de tu peso. Cuando Curves cerró hace unos siete años, empecé a ir a clases en el Jordan Valley Athletic Club, como Power Pump y Acondicionamiento Corporal Total, con Sam como instructora. Me enteré por otros compañeros de la clase que Sam había sido campeona de culturismo. Fui a las clases de Sam todas las semanas hasta que el Jordan Valley Athletic Club cerró hace unos cinco años. Hace un par de semanas, mi amiga y yo nos encontramos con Sam, dueña de Luxe Body Worx, que vende jabones y productos artesanales de lujo para el cuidado de la piel, la salud y el bienestar. Estaba en la feria de artesanía vendiendo sus productos. Charlamos y recordamos con nostalgia nuestra época en el Jordan Valley Athletic Club. Le agradecimos a Sam por ser una gran instructora y por todas las cosas que nos enseñó y que nos marcaron.

Sam era excelente asegurándose de que cada persona en su clase tuviera la postura correcta al realizar diferentes ejercicios con pesas: sentadillas, zancadas, planchas, etc. Su objetivo era evitar lesiones y asegurar que se trabajarán los músculos correctos de la manera adecuada. Cuando empecé a ir a las clases de Sam, nunca antes había levantado pesas ni usado algunos de los equipos que utilizamos, como bandas de resistencia, balones medicinales, pelotas de estabilidad, etc. Por eso, hasta el día de hoy, valoro muchísimo todo lo que aprendí en sus clases.

Al principio, usaba pesas de dos kilos y medio, y Sam era muy buena para motivar a cada persona y darse cuenta de cuándo estaban listos y necesitaban un pequeño empujón para usar pesos mayores. Algunos (yo incluida) tuvimos que recibir ayuda la primera vez para usar pesos mayores (probablemente seguía usando las de dos kilos y medio), pero después supimos cuándo podíamos manejar más. Con el tiempo, llegué a usar pesas de siete kilos y medio, y me sentía cómoda y orgullosa de estar haciéndome más fuerte.

A veces, en la clase de Sam, sentía que iba a morir, pero eso solo me indicaba que estaba trabajando con partes que tal vez nunca había trabajado antes o que necesitaban ayuda.

Más atención. Todavía tenía cosas que aprender y todo lo que hacía me fortalecía. Aún puedo oír a Sam en mi mente cuando hago ejercicio, diciéndome que las rodillas nunca deben sobrepasar los pies al hacer sentadillas o zancadas, y que los glúteos no deben levantarse al hacer planchas. No puedo explicarlo con palabras exactas, pero la postura correcta al hacer peso muerto o remo vertical. Si alguna vez tienes un instructor increíble como Sam, escucha todo lo que dice, aprende todo lo que puedas y deja que te motive y te desafíe a dar lo mejor de ti.

Me reúno con mi maravillosa editora una vez al mes y hablamos sobre lo que escribí el mes anterior e intercambiamos ideas y temas para el siguiente. Inevitablemente, cada mes, escribo sobre lo que me inspira o me viene a la mente mientras me ducho, me seco el pelo, camino, trabajo o en otros momentos, y a menudo no sobre los temas que hemos comentado. Esto ha sido así durante casi un año. Lo que quiero decir es que me apasionan los temas sobre los que escribo y me entusiasma la idea de compartir mi historia y, posiblemente, ayudar a otros. Quiero ofrecer información y temas reales con los que la gente se pueda identificar. Información que vale la pena leer, consejos que se pueden probar y poner en práctica. Información que invita a la reflexión y que motiva a la acción.

Cuando llevaba la mitad de la escritura inicial de este libro, pasé un mes sin sentirme tan inspirada ni motivada como de costumbre. Estaba decepcionada y preocupada. Pensaba: "¡Estabas tan ilusionada y con tantas ganas de hacerlo! ¿Qué pasó?." Así que, en mi siguiente reunión con mi maravillosa editora (así la llamo, jajaja), me dijo: "Bueno, estás a mitad de camino y eso pasa. Es normal." ¡Qué alivio! No tenía ni idea de que fuera normal. Nunca antes había escrito un libro. Hablamos de la mitad del libro y me preguntó si podría haber algún problema con la pérdida de peso. ¿Podría ser más difícil continuar al llegar a la mitad? Tuve que pensarlo un tiempo. Soy de esas personas a las que se les dan fatal las entrevistas de trabajo y las respuestas inmediatas. Necesito tiempo para pensar y tener ideas geniales horas o días después.

Así que, esto es lo que se me ocurrió: no estoy segura de saber cuándo estaba a la mitad del camino porque, al empezar, no tenía en mente un número exacto de kilos que quería perder. Solo sabía que tenía un sobrepeso severo y que me enfrentaba a problemas de salud crónicos, así que tenía que empezar. Dicho esto, cuando llevaba unos 18 kilos (mirando hacia atrás), técnicamente llegué a la mitad del camino original, cuando alcancé mi objetivo de Weight Watchers de 57 kilos, y lo pasé muy mal porque me sentía estancada.

No es lo mismo afrontar algo tan difícil como un duelo o un divorcio, pero se pasan por etapas similares (negación, ira, negociación, depresión y aceptación). Es un proceso que viví cuando llegué a los 18 kilos y cuando llegué a los 36. Al menos, esos fueron los momentos más memorables. Hubo muchos días y momentos a lo largo de los años en los que quise gritar y tirar la báscula por la ventana.

Hubo muchos días en los que me compadecí de mí misma y me decía: "¿Por qué no baja la báscula? Estoy comiendo mejor y haciendo ejercicio, pero ya no veo resultados." No permití que esto continuará por mucho tiempo antes de estar lista para analizar a fondo lo que estaba haciendo (y registrar y revisar todo lo que comía, bebía y cómo movía mi cuerpo). "¿Qué cambios puedo hacer? ¿Qué ajustes, modificaciones o sustituciones me ayudarán a avanzar o a seguir adelante?" "Supongo que esto es todo. La fase de aceptación." Aun así, hice cambios. Fue entonces cuando la margarina normal se convirtió en mantequilla en aerosol y el aceite en aceite en aerosol para cocinar. Los bagels o muffins de Costco se convirtieron en huevos y bagels bajos en calorías. Fue entonces cuando el ejercicio pasó de ser solo tres noches por semana durante treinta minutos en Curves a incorporar otros ejercicios.

Me molesta cuando la gente dice que no tiene tiempo. Todos tenemos tiempo para lo que consideramos importante en la vida y eso es lo que priorizamos. Sé que es difícil compaginar todo lo que tienes o quieres hacer en la vida. Tienes que decidir qué es importante para ti y asegurarte de priorizar esas cosas y dedicarles tiempo. Y está bien priorizar de vez en cuando sin sentirte culpable. Tu salud física y emocional es importante. Puedes ser mejor para los demás si eres la mejor versión de ti mismo. Sé que esto no es fácil y me llevó mucho tiempo llegar hasta aquí.

Hace veinte años, cuando comencé mi proceso de pérdida de peso y mejora de mi condición física, trabajaba a tiempo completo como empleada asalariada, tenía un bebé y se me consideraba obesa y prediabética. Empecé a ir a Weight Watchers una vez al mes, a registrar lo que comía y a intentar cambiar mi alimentación. Finalmente, para hacer ejercicio, empecé a ir a Curves después del trabajo tres noches por semana durante treinta minutos. Sí, era madre primeriza y sí, me sentía culpable, pero intentaba convertirme en una mejor versión de mí misma para ser mejor esposa, madre, empleada, hermana, hija, amiga, etc. Después de todos estos años de constancia, puedo decir honestamente que me siento mejor física y mentalmente cuando hago ejercicio: caminar en el parque o en la cinta, hacer senderismo, ir al gimnasio o a una clase de Zumba. Incluso si estoy sola durante algunas de estas actividades, siento que me da más energía cuando dedico tiempo al ejercicio. Lo disfruto tanto en grupo como sola. Vale la pena el esfuerzo, ¿y saben qué? Todavía tengo tiempo para todas mis responsabilidades en casa y en el trabajo, además de tiempo para divertirme con mi familia y amigos.

Anteriormente hablé mucho sobre por qué y cómo subí de peso. En parte se debió a cómo me criaron con los hábitos alimenticios antes del divorcio de mis padres. En parte se debió a vivir con mi madre, que tenía varios trabajos, comía muy poco y no le daba mucha importancia a la comida. En cuanto conseguí trabajo y pude comprar comida y comer cuando y cuanto quisiera, lo hice. En parte fue porque me compré un coche y dejé de ir andando o en bici a todas partes, o de ir a gimnasia al colegio. Quizá algunas de estas cosas contribuyeron a que subiera de peso, y quizá no. Nunca he hablado con un terapeuta sobre esto ni sobre nada más. Quizá debería. Hasta que mis padres se divorciaron cuando tenía doce años, tuve una infancia muy feliz, pero desde entonces hasta que me gradué del instituto a los diecisiete, pasaron muchas cosas muy malas que también podrían haber contribuido a que subiera de peso. No sé si quiero contar algunas de esas cosas o no. Algunas solo las saben mi hermana o mi madre. Otras nunca se las he contado a nadie.

Supongo que la cuestión es que existen muchas razones por las que la gente engorda. Algunas son psicológicas, como lidiar con el estrés y diferentes tipos de abuso. Cuando tenía sobrepeso, me sentía invisible (ni siquiera sé si existe esa palabra). No pienso así, pero entiendo por qué algunas personas tienen dificultades para bajar de peso o toman la decisión inconsciente de mantenerse con sobrepeso como mecanismo de defensa. Quizás piensen: "Si estoy gorda, tal vez pueda evitar llamar la atención, protegerme de futuros abusos, pasar desapercibida o ser poco atractiva." Permítanme decir que conozco a muchas mujeres hermosas con sobrepeso, y puede que lo tengan porque les encanta comer y son muy felices, ¡y eso está perfectamente bien! Controlar el peso y mantenerse en forma no es para todos. Al igual que con la publicidad en diferentes formatos, existen muchos cánones de belleza que sugieren cómo deberíamos vernos, pero en su mayoría son completamente irreales. Piensa en todas esas series, anuncios, revistas, etc., donde las mujeres parecen tener una talla 34, con cuerpos perfectos, bronceados, cabello, dientes, piel, uñas, maquillaje y ropa impecables. ¿Cuántas personas en tu vida se ven así? ¿Cuántas personas has visto en toda tu vida que se vean así? Me imagino que muy pocas.

No me malinterpretes, conozco mujeres muy guapas, pero no se me ocurren muchas que sean perfectas en todos los sentidos. No es realista. Además, las modelos y actrices tienen personal. Jaja. Gente que las peina y maquilla, entrenadores personales si son muy buenos, alguien que cocina, limpia, lava la ropa. ¿Cuántas personas conoces que tengan todo eso? No muchas, ¿verdad? Veo todo eso y pienso: "Quiero verme así", pero no es realista. No te compares con modelos, actrices ni con nadie. Sé que es más fácil decirlo que hacerlo, ¡porque todas lo hacemos! En lugar de compararte con alguien y desear tener ciertas cualidades, intenta convertirte en la mejor versión de ti misma. ¡Quiérete tal como eres! También es más fácil decirlo que hacerlo. Algunas técnicas que me ayudan a sentirme mejor conmigo misma incluyen halagar a los demás con sinceridad y frecuencia. Acepto todos los halagos como sinceros, con un gracias y una sonrisa. El otro día fui a recoger comida para llevar en ropa deportiva y sin maquillarme. ¿La empleada me dijo que mi piel se veía increíble? ¡Tengo 55 años y no me maquillo! ¡Muchísimas gracias!

Tras varios años intentando bajar de peso, seguía aprendiendo (y un poco negándolo) sobre ciertos alimentos y lo que se necesitaba para lograrlo de verdad. Quizás debería haber sido más precavida o haber tenido más sentido común. Por ejemplo, descubrí las magdalenas de doble chocolate de Otis Spunkmeyer y saqué mi calculadora de Weight Watchers para calcular los puntos. ¡Seis! No me lo podía creer. Estaba emocionadisima. Así que empecé a comerlas para desayunar, ¡y qué ricas estaban! Pero entonces mi pérdida de peso se estancó y empecé a intentar averiguar por qué. ¿Qué había cambiado? Me di cuenta de que comer esas magdalenas coincidió con el estancamiento. Así que recalculé los puntos y seguía obteniendo seis según la información nutricional. Entonces empecé a analizar la etiqueta. ¡La ración era media magdalena! ¡La magdalena tenía doce puntos! Aprendí la lección y ahora reviso y cuestiono las cosas, presto atención a los detalles. Cualquier cosa que tenga tan buen sabor y en esa porción no vale seis puntos.

Si tuviera que hacer una lista de las cosas que menos me gusta, ir de compras de sujetadores sería una de las que más detesto. Solía esperar a que mis sujetadores estuvieran tan lavados y usados que ya no se distinguía el color y estaban a punto de deshacerse antes de ir a comprar uno. La única vez que he tenido pechos decentes fue cuando estaba gorda o embarazada. Cuando pierdo peso, siempre empiezo a perderlo en los hombros y el pecho. No me malinterpreten, me gustan mis pechos pequeños de copa A. Dicen que con la edad se caen. ¡Les digo, si no tienes mucho, no te van a servir de mucho! En fin, hace unos veinte años le estaba dando la lata a mi mejor amiga porque tenía que ir de compras de sujetadores, lo mucho que lo detestaba y que cada vez que me los probaba parecía Madonna con el sujetador de conos o los torpedos.

Mi amiga me dijo que no podía ser para tanto, que me acompañaría y nos fuimos a Kmart. ¿Por qué Kmart, de entre todos los sitios? No lo sé. Así que elegimos un montón de sujetadores y entramos al probador. Empecé a probarlos. Déjenme explicarles que mi mejor amiga tiene unos pechos enormes y un escote impresionante. De hecho, hace años tuvo que operarse porque le dolía muchísimo la espalda de tanto cargarlos, pero juraría que le volvieron a crecer. En fin, mientras me probaba los sujetadores, me dice: "¡Ay, Dios mío, parecen conos!" "¿Por qué tienes tanto espacio entre los pechos? ¡Parece un valle entero!" "Estábamos gritando y riéndonos a carcajadas." Literalmente, no tengo nada de escote. No existe ningún sujetador push-up en el mundo que pueda juntar mis pechos y crear un mínimo de escote, y no me importa. ¡Simplemente no quiero que parecen conos! Al final, lo pasamos genial y creo que conseguí un par de sujetadores que no estaban tan mal.

Mi consejo es: quiérete tal como eres. Me encantan mis pechos pequeños, talla A. No me preocupo de que se muevan al hacer ejercicio ni de que una blusa me quede muy ajustada. Muchos años después, me compré unos sujetadores con relleno que me favorecen bastante. Una vez, mi hermana me preguntó si tenía algo que contarle y yo le dije: "¿Qué quieres decir?" Me preguntó: "¿Dónde los conseguiste?" Me reí y le dije: "girl, simplemente me midieron bien y eso es relleno." No me compré unos nuevos como otro familiar cuando cumplió 50.

Me gusta reflexionar mucho. Me ayuda a poner las cosas en perspectiva, a encontrar áreas de mejora y a seguir creciendo. Quizás suene cursi, pero es cierto. Mirando hacia atrás, me doy cuenta de que siempre hacía algún tipo de ejercicio. Al menos, caminar y escuchar música. Nunca tuve problemas para mantenerme activa. Mi problema era con la comida. Elegía mal los alimentos; mis comidas favoritas eran realmente malas para mí: papas fritas con queso y pollo Alfredo. Mis porciones eran demasiado grandes; comía hasta dejar el plato vacío, y si algo me gustaba, seguía comiendo, a veces incluso repetía. Juraría que mi indicador de saciedad estaba roto o nunca funcionó. También me faltaba autocontrol, fuerza de voluntad y disciplina. Todas estas tendencias siguen ahí. Después de más de veinte años, sigue siendo una lucha diaria. Algunos días son mejores que otros, pero vale la pena el esfuerzo.

Hace unos dos meses, mi familia empezó a quejarse de que la báscula marcaba de forma errática e inexacta, pero a mí me parecía que funcionaba bien. Utilizo mi pesaje mensual de Weight Watchers para calibrar mi báscula de casa, y normalmente tiene un margen de error de medio kilo, como ocurría hace dos meses. Sin embargo, la semana pasada empezó a fallar, aunque aún tenía la esperanza de que mantuviera su precisión habitual. Al llegar a Weight Watchers, vi el cartel en el escaparate que preguntaba cómo medir el éxito si no existiera la báscula, y mi respuesta sigue siendo la misma: no lo sé, porque uso la báscula para medir el éxito. En fin, me decepcionó descubrir que mi báscula ya no era precisa. Marcaba casi un kilo menos, así que era hora de comprar una nueva. La pedí inmediatamente en Amazon y la recibí al día siguiente por la noche. Uso la báscula para controlar mi progreso a diario y quiero que sea lo más precisa posible. Mi báscula anterior era de Weight Watchers, igual que la nueva que pedí. Mientras leía las instrucciones de uso de mi nueva báscula, me pareció interesante que incluye consejos como: "Información importante sobre el control del peso: Tu báscula es la mejor herramienta para controlar tu peso. Si bien no es la única medida de la pérdida de peso, es el método más popular para evaluar el éxito. Una báscula mide el peso corporal total."

Luego explicaba por qué nuestro peso fluctúa. Mencionaba los siguientes factores:

- La ingesta de sal y carbohidratos afecta la retención de líquidos
- Una comida abundante aumenta el peso a corto plazo y puede causar retención de líquidos
- La deshidratación por ejercicio, enfermedad o baja ingesta de líquidos puede provocar pérdida de peso. Incluso el aumento de masa muscular puede contribuir a la retención de líquidos a corto plazo

• El ciclo menstrual de una mujer puede causar aumentos y pérdidas de peso temporales

Buscando la Motivación

Voy a contar una historia que refleja mi determinación cuando me propongo algo. A los pocos meses de mudarse a Utah y hacer algunas caminatas locales no muy difíciles, un compañero de trabajo y yo nos tomamos un viernes libre para subir al Pico Grandeur. Esta sería mi primera ascensión a una cumbre, así como la caminata más larga y difícil hasta la fecha. El Pico Grandeur tiene una longitud de 9,5 kilómetros (ida y vuelta) con un desnivel positivo de 720 metros. Nací y viví en Delaware durante los primeros 38 años de mi vida, donde la altitud máxima es de 18 metros. Ahora vivo en West Valley City, Utah, donde la altitud media es de 1310 metros. Hacía frío, así que decidimos esperar a que la temperatura bajará a 10 grados centígrados para empezar la caminata. Llevaba vaqueros, zapatillas New Balance, camiseta, sudadera con capucha, abrigo y una mochila.

Empezamos la caminata y, al cabo de medio kilómetro, ya estaba sudando a mares y acalorada. Soy muy expresiva. Dije: "¡Dios mío, qué calor tengo!", "¡No puedo respirar!", "¡Tengo que quitarme este abrigo!" Metí el abrigo en la mochila y seguimos. No habíamos avanzado mucho cuando dije: "Tengo que quitarme esta sudadera" Metí la sudadera en la mochila y continuamos. Para entonces, solo llevaba una camiseta. Dije: "Dentro de poco voy a estar caminando en sujetador."

Noté la mirada incrédula de mi amiga, que, por cierto, apenas había sudado. Salimos del bosque y empezamos a zigzaguear. Tuve que parar muchas veces para recuperar el aliento, beber agua, secarme la frente y sacar fotos. Avanzamos despacio. A unos tres kilómetros, me di cuenta de que tenía ganas de orinar. Aguanté todo lo que pude mientras caminábamos, pero todo el tiempo intentaba encontrar un sitio donde orinar. Le grité a mi amigo: "¡Tengo que irme ya! ¿Adónde voy?" Me dijo: "Agáchate entre esos dos árboles." Me dio la espalda y se aseguró de que nadie bajara de la montaña. Me quité la mochila, agarré un par de servilletas y me agaché entre los dos árboles, mirando hacia el sendero para asegurarme de que nadie viniera en ninguna dirección. Hice mis necesidades y me recompuse. Le pregunté: "¿Qué hago con esto (las servilletas)?" Se encogió de hombros. Las metí en una bolsa de plástico del Walmart y luego en mi mochila, y seguimos caminando.

Llegamos a unos cuatro kilómetros y había nieve en el sendero. Estaba completamente agotado.

Mi amigo me dijo que podíamos regresar si quería. Le dije que no había vuelta atrás. Seguimos adelante. Me caí. Me gustaría decir que resbalé en la nieve, pero me caigo mucho sin ayuda del entorno. Mi amigo me ayudó a levantarme y me preguntó si estaba bien. Le dije que creía que sí. Volvió a decir que podíamos regresar si quería. Repetí que no había vuelta atrás. No me importaba tener que arrastrarme; iba a llegar a la cima. Seguimos adelante. Estaba exhausto y no sabía cómo iba a poder continuar. Empezaba a delirar. Agarré a mi amigo por los brazos, lo miré fijamente a los ojos y le dije: "¿Dónde está la cima de esta maldita montaña?" Me dijo que ya casi llegábamos. Doblamos la esquina y estábamos en la cumbre.

Ups, todos en la cumbre oyeron mi perorata. Mi amigo dijo que en cuanto lo agarré, pensó que tenía mal de altura y que iba a tirarme por el precipicio. Estaba pensando en qué les diría a mi familia si volvía sin mí. Lo logré. Estábamos en la cima. ¡Las vistas eran increíbles! Tomé un montón de fotos. Nos sentamos en una enorme cornisa de roca y descansamos un buen rato. Hacía frío y me puse algo de ropa.

Comí unas papas fritas sin grasa y me tomé un Smirnoff Ice para celebrarlo (nunca dije que fuera inteligente). Él se tomó una cerveza. Disfrutamos del paisaje y descansamos. Cuando estuvimos listos, comenzamos el descenso. Bajar fue mucho más fácil. Cuando decidía hacer algo, lo hacía. Me entregaba por completo, sin importar lo que costara. Desde entonces me he aclimatado a la altitud, me he convertido en una excursionista mucho más experimentada y he mejorado mi condición física, así que ya no me desnudo al caminar. Nunca volvería a beber alcohol en una excursión. No es buena idea. Ahora solo bebo agua, con una Pepsi Light bien fría esperándome en el coche. Había invertido en botas de senderismo con buena suela y ¡había descubierto la tecnología Dry-Fit! Las patatas fritas, aunque eran bajas en grasa, las había sustituido por chips de pita, cacahuetes y barritas de granola. ¡Y ahora ya sabía dónde ir y qué hacer con las servilletas!

Tengo la suerte de tener energía y motivación innatas. No sé cómo se consigue motivación si no es algo natural. Hablaré de lo que me motiva y quizá algo te resulte familiar o te ayude a descubrir qué te motiva a ti. Mi motivación es diferente ahora que cuando empecé. Al principio, me motivaba intentar no desarrollar diabetes y negarme a comprar pantalones de la talla 20.

Con el tiempo, me motivaron ver cómo bajaba el número en la báscula, poder comprar ropa más pequeña y sentirme mejor. Lo que me sigue motivando: los éxitos y fracasos, fijar y alcanzar metas, retos, subir y bajar de peso, por fin verme delgada en el espejo, la música, cómo me siento después de entrenar, hacer cosas al aire libre. ¿Quizás un evento próximo como una boda y el deseo de usar cierto atuendo te motiven a empezar? ¿Quizás fijar y alcanzar una pequeña meta te motive a fijarte otra y otra, y así sucesivamente? ¿Quizás bajar una talla de ropa o volver a usar algo que te queda bien? ¿Quizás ver resultados en tu cuerpo, como músculos que antes no notabas? Mi cuerpo es un desastre. He bajado 45 kilos, así que tengo mucha piel flácida y estrías, ¡pero estoy muy orgullosa de los abdominales que veo en el espejo y mis hombros también se ven geniales! ¿Quizás los cumplidos de familiares, amigos o desconocidos te motiven?

Es importante animar a los demás. Cuando veo a alguien esforzándose mucho en el gimnasio o haciendo dieta y veo una diferencia, me aseguro de decírselo. ¡Lo que siembras, cosechas! ¡Y eso puede ser algo positivo!

¡Decisiones, Decisiones, Decisiones!
Últimamente me he dado cuenta de que, inconscientemente, me he acostumbrado a elegir mejor mis alimentos. Por ejemplo, casi he dejado de comer alimentos que me encantan, pero sé que tienen muchos puntos de Weight Watchers. No es

que los comiera a diario ni que los haya eliminado por completo, pero sí los he reducido significativamente. Algunos ejemplos: bagels con queso crema, muffins, perritos calientes, hamburguesas con queso, macarrones con queso. Antes solía comer un bagel con queso crema o un muffin los sábados por la mañana, pero en algún momento dejé de hacerlo. Ahora, los sábados por la mañana, suelo comer un huevo frito o revuelto con o sin salsa, queso, jamón o chorizo, y un bagel integral con mantequilla en spray. La verdad es que no echo de menos los bagels con queso crema ni los muffins, y de vez en cuando me doy el gusto. Cuando hace buen tiempo (15 grados o más), me gusta cocinar a la parrilla.

Con mi apretada agenda laboral, intentó cocinar todo lo que puedo los domingos por la noche para tener sobras la mayor cantidad de noches posible y así no tener que buscar o sacar tiempo para preparar una comida decente. Normalmente hago hamburguesas a la parrilla (las favoritas de mi hijo), pollo siempre, a veces salchichas, perritos calientes, carne asada o alguna combinación. Aunque me encantan los perritos calientes y las hamburguesas con queso, casi siempre acabo optando por el pollo o la carne asada. ¿Será para evitar el pan? ¿Será porque sé que el pollo es una mejor opción? La verdad es que no lo sé. El Día de los Caídos comí un perrito caliente con pan a propósito y estaba delicioso, pero después de eso volví al pollo. Hay algunas cosas que no he eliminado y probablemente nunca eliminaré. Recibo 21 puntos extra de Weight Watchers por semana para usarlos como quiera. Los uso principalmente los fines de semana para disfrutar de una porción más grande de algo, algo menos saludable que lo que como entre semana (no es que elija opciones súper saludables ningún día) o caprichos especiales que me encantan, como pizza o helado.

Controlar las porciones es algo muy importante que aprendí en Weight Watchers. Antes de aprender sobre el control de porciones, comía muchísimo más de lo que debía o de lo que mi cuerpo necesitaba. Ahora como porciones mucho más pequeñas y me siento completamente satisfecha. No paso hambre para nada. Claro que, al principio, cuando empecé a reducir las porciones, sentía hambre entre comidas y un poco de privación. Con el tiempo, mi cuerpo se adaptó, y sigo comiendo un pequeño tentempié entre comidas si tengo mucha hambre.

Siendo sincera, a menudo siento hambre entre el desayuno y el almuerzo, probablemente porque suelo desayunar una barrita Fiber One. Cuando esto sucede, me pregunto: "Solo falta una hora para el almuerzo, ¿podré aguantar?" Casi siempre la respuesta es sí. De vez en cuando la respuesta es no y tengo que picar algo. ¡Muchas veces, cuando pedimos comida para llevar, pido el menú infantil! Los restaurantes ponen límites de edad a los menús infantiles, así que no siempre se puede pedir comida para niños si comes allí, pero cuando pides comida para llevar, no saben a quién le estás dando de comer. Personalmente, creo que cualquiera debería poder pedir lo que quiera, ¡pero no voy a entrar en eso! A menudo me encuentro con que la ración de los menús infantiles es la misma que la de los adultos, pero si la ración es más pequeña, que es lo que busco, siempre me alcanza. Y aunque parezca obvio, ¡los menús infantiles suelen ser mucho más baratos! Me gusta bromear con mi hijo y decirle: "Ahora tú pides el menú de adultos y yo el de niños", desde que tenía unos 10 años. La razón por la que hago esto es porque me conozco. No se me da bien guardar la mitad para comer y comerme la otra mitad al principio. No se me da bien comer solo la mitad de lo que me ponen delante. Siempre acabo comiendo más de la cuenta, comiendo en exceso, diciéndome "un bocado más" que acaba convirtiéndose en diez, o término comiéndolo todo, siempre.

Creo firmemente que es necesario tener equilibrio en la vida. No se puede dedicar todo el tiempo y la energía a una sola cosa a largo plazo sin descuidar una cosa o otra. Tengo una fórmula que me ha funcionado durante muchos años. Siempre he priorizado el trabajo, la familia y las responsabilidades, incluyendo las facturas, seguidas de las tareas domésticas y el ocio. Una semana típica para mí se ve así: de lunes a jueves suelo trabajar de 6 a. m. a 4 p. m. Estoy muy agradecida de trabajar desde casa a tiempo completo desde 2018. Desayuno una barrita Fiber One con agua, almuerzo carnitas o pollo con chips de pita y Pepsi Light, quizás un poco de chocolate como tentempié y ceno pollo a la plancha, carne asada o huevos con chips de pita. Intento caminar al menos 8 kilómetros diarios, ya sea durante las videoconferencias, el almuerzo, un breve descanso o después del trabajo.

A las 7 p. m. voy a una clase de Zumba. Me levanto a las 5 a. m. como muy tarde para ducharme. Me ducho de nuevo después de Zumba. Me acuesto a las 9 pm y suelo leer entre 30 y 60 minutos antes de dormirme a las 10 pm. Lavo la ropa cuando tengo suficiente para una lavadora, generalmente varios días a la semana. Reviso el correo todos los días. Los martes por la mañana vacío toda la basura de la casa en el contenedor principal y el reciclaje en la cocina para que mi hijo pueda sacarlo todo a los contenedores del garaje y a la acera el martes por la noche para la recogida del miércoles. El miércoles o el jueves por la mañana, dependiendo de quién cobre, pago las facturas y reviso mi chequera. El miércoles o el jueves después del trabajo, reviso todos los suministros y hago las listas de Walmart, Costco o Sam's Club. Muchos viernes solo trabajo medio día. Las tardes las paso haciendo muchas cosas: lavando la ropa, yendo a una clase extra de Zumba, haciendo recados, yendo a Costco, limpiando, leyendo, dando un paseo o una combinación de varias de estas actividades.

Viernes Por la noche, pedimos comida para llevar y nos turnamos para elegir qué cenamos. A veces, los viernes por la noche vemos una película o una serie. Otras veces, nos relajamos o leemos. A veces nos acostamos temprano. Los sábados son principalmente para divertirnos. Solemos planear una excursión o un viaje de un día de hasta 6 horas de distancia. Nos levantamos muy temprano para desayunar en una gasolinera, normalmente un donut o un burrito de desayuno, y yo me compro una Pepsi Light de 1,3 litros. Hacemos senderismo, montamos en bicicleta, paseamos, visitamos lugares turísticos y tomamos fotos. Normalmente llevamos snacks y bebidas en el coche para el almuerzo y luego buscamos un sitio para cenar donde estemos cuando nos entra hambre.

A veces volvemos muy tarde. Al menos un sábado al mes nos quedamos en casa. Esos sábados, duermo más tarde de lo habitual (sobre las 8 o las 9 de la mañana). A veces voy a una clase de

Zumba. Suelo preparar huevos y bagels integrales para un desayuno tardío/almuerzo temprano. A veces voy de compras, limpio, hago recados, leo en el patio, arrancar malas hierbas o cualquier otra cosa que surja. A veces, los sábados por la noche vemos una película o una serie. Otras veces cocino o pedimos comida para llevar. Si estamos en casa, suelo comer un helado o vamos a la panadería mexicana a comprar pan dulce para compartir.

El domingo es día de familia. Normalmente duermo hasta las 8 o 9 de la mañana, me levanto, me ducho, hago algunas de mis actividades de aseo personal y preparó un gran desayuno familiar, que más bien es como una combinación de desayuno y almuerzo. Siempre hay tocino y huevos revueltos con tostadas francesas, waffles o panqueques. Suelo charlar con mi mamá mientras preparo el desayuno, termino la lista de la compra y lavo todas las sábanas y toallas de la casa. Después del desayuno, guardar las sobras y limpio todas las encimeras y mesas de la cocina, luego voy al supermercado.

Si hace buen tiempo, salgo a caminar y leo un libro en el patio. Alrededor de las 4 de la tarde, empiezo a preparar la cena familiar. Cocinaré todo lo que pueda para una cena fresca el domingo y planificará con la mayor antelación posible para no tener que cocinar entre semana y saber qué voy a comer, así podré seguir mi plan. Después de cenar, guardar las sobras y limpiar todas las encimeras y mesas de la cocina. A veces, los domingos por la noche, vemos una película o una serie. Quizás me coma un helado o un poco de pan dulce mexicano. Sobre las 9 de la noche, me voy a la cama lista para empezar una nueva semana el lunes. Mi hijo tiene tareas desde que era lo suficientemente grande como para bajar los cubos de basura a la acera. Es responsable de la basura, el reciclaje, vaciar el lavavajillas, pasar la aspiradora y mantener su habitación limpia. (Aquí va un suspiro de fastidio).

Si alguien está enfermo, tiene un turno raro, está de viaje o no está disponible por cualquier motivo, otra persona se encarga automáticamente de sus tareas. Parece que nos funciona y todo se hace. Los chicos también se encargan de cortar el césped, recortar los bordes y quitar la nieve. Yo hago las compras, cocino, lavo la ropa, llevo las finanzas y planifico. Todos tenemos responsabilidades, trabajo y tiempo libre. Espero que sea un buen equilibrio para mi familia.

Disciplina, Conócete a Ti Mismo

Si conoces tus fortalezas, puedes usarlas para alcanzar tus metas. Soy una persona automotivada, organizada, detallista y planificadora, con muchísima energía. He utilizado estas fortalezas para alcanzar mis metas personales y profesionales, así como en mi vida diaria. Solía dedicar mucho tiempo y esfuerzo a intentar mejorar mis debilidades (la falta de paciencia es una de ellas) hasta que tomé un curso en el trabajo llamado "Identificador de Fortalezas." El mejor curso que he tomado en el trabajo. "Identificador de Fortalezas" te enseña cómo tus fortalezas pueden eclipsar tus áreas de mejora; ser versátil no necesariamente conduce a un mayor rendimiento. Solo puedes alcanzar el éxito cuando dejas de intentar ser bueno en todo y, en cambio, perfeccionas aquello en lo que eres naturalmente mejor. Concéntrate menos en ser versátil y más en mejorar en lo que ya haces bien. Realizas una evaluación y luego recibes un informe con los 34 temas de talento ordenados según tus respuestas; te enfocas primero en los 5 más dominantes. Aquí están mis 5 favoritos con un breve resumen:

1. Logro: Las personas con un talento especial para el Logro poseen gran resistencia y son muy trabajadoras. Les satisface estar ocupadas y ser productivas.

2. Comunicación: Las personas con un talento especial para la Comunicación suelen expresar sus ideas con facilidad. Son buenas conversadoras y oradoras.

3. Persuasión: Las personas con un talento especial para la Persuasión disfrutan del reto de conocer gente nueva y ganarse su confianza. Les satisface romper el hielo y conectar con los demás.

4. Recopilación: Las personas con un talento especial para la recopilación tienen una gran sed de conocimiento. A menudo les gusta recopilar y archivar todo tipo de información.

5. Disciplina: Las personas con un talento especial para la Disciplina disfrutan de la rutina y

la estructura. Su mundo se define mejor por el orden que crean.

Y para completar mi top diez:
- Consistencia
- Empatía
- Optimización
- Individualización
- Análisis

Creo que mi automotivación, mi espíritu emprendedor, mi disciplina y mi constancia, junto con una gran energía natural, son las claves de mi éxito en tantos aspectos personales y profesionales, así como de mi constante reevaluación y creación de nuevas metas. También creo que quien persevera triunfa y, si al principio no lo consigue, hay que seguir intentándolo. Son estas fortalezas y creencias las que me impulsan a levantarme muy temprano cada mañana, pesarme, beber agua, controlar mi alimentación, llevar un registro de todo, trabajar largas jornadas con dedicación y darlo todo por mi equipo, salir a caminar, cenar con mi familia, atender mis responsabilidades personales, ir a mi clase de Zumba, leer para relajarme y levantarme al día siguiente para repetir la rutina.

Fuera del trabajo, realicé el test de Fortalezas de Carácter VIA y mis cinco principales fortalezas fueron: Amabilidad, Liderazgo, Honestidad, Perseverancia y Curiosidad. Creo que estas fortalezas, específicamente la perseverancia (la persistencia en hacer algo a pesar de las dificultades o la demora en alcanzar el éxito) y la curiosidad (un fuerte deseo de saber o aprender algo), son las que me han ayudado y continúen ayudándome en mi camino.

Vicios y Victorias

Todos tenemos vicios, adicciones o como queramos llamarlos. Creo que los tenemos a lo largo de nuestra vida. Algunas personas conservan los mismos vicios toda la vida, mientras que otras los cambian por otros, pero siempre tenemos al menos uno. Yo soy de los que cambian. Reflexiono sobre mis vicios y adicciones, tanto pasados como presentes, evalúo si son buenos o malos y si voy a hacer algo al respecto. Hace muchos años, fumaba cigarrillos ocasionalmente, aproximadamente un paquete por semana. Decidí que para mí era un vicio muy malo y lo dejé de golpe. Sinceramente, a veces todavía echo de menos fumar, incluso después de haberlo dejado hace más de 30 años, pero no pienso volver a hacerlo. No estoy seguro de si comer en exceso es un vicio, una falta de consciencia o qué, pero también lo he dejado casi por completo. Todavía me doy algún capricho de vez en cuando. Sustituí la sobrealimentación con caramelos Rainbow Nerds, pero dejé de abusar de ellos hace un mes. Ahora mis vicios son la Pepsi Light y las compras.

He reducido considerablemente las compras. Es decir, ¿cuántos pares de zapatillas, leggings y camisetas necesita una mujer? Sigo comprando muchos libros para leer y al final los leo todos, así que quizá esto no sea tan malo como el vicio. Me excedo con Pepsi Light. Bebo más de dos litros casi todos los días. Sé que no es bueno para mí, pero ¿de verdad es tan malo? Sin duda hay cosas peores. No bebo té ni café. No bebo alcohol con regularidad (un par de veces al año). No consumo drogas. Entonces, ¿bebo demasiada Pepsi Light y compro demasiados libros o camisetas? Quizá no esté mal. Seguiré pensando en ello.

Aficiones

He tenido muchas aficiones e intereses a lo largo de mi vida. Algunos aparecieron y desaparecieron rápidamente y otros continúan hasta el día de hoy. Con algunos miro hacia atrás y me pregunto en qué estaba pensando. Otros los echo de menos y no los he retomado. Empecé a leer libros en la primaria y hasta el día de hoy le dedico al menos 30 minutos diarios. Leo principalmente novelas de misterio, pero también leo crímenes reales, bestsellers que no son de misterio, libros sobre dietas, ejercicio y autoayuda. Siempre estoy leyendo algo. A veces, leo una novela de misterio y un libro de autoayuda al mismo tiempo. Me ha encantado tomar fotos casi toda mi vida. Tomo fotos de todo: de mi hijo, mi familia, mis amigos, comida, flores, plantas, paisajes, letreros graciosos, etc. No creo que esto vaya a cambiar nunca. También me ha encantado viajar y conocer lugares turísticos casi toda mi vida, y no creo que vaya a dejar de hacerlo hasta que ya no pueda. Una de mis metas es visitar los 50 estados de Estados Unidos y solo me falta uno: Alaska. He estado en Canadá y México, hice un crucero por el Caribe visitando varias islas y estuve en las Bahamas. Quiero ver la Torre Eiffel y después de eso, ¿quién sabe?

Cuando me mudé a Utah hace 16 años, empecé a hacer senderismo con regularidad y planeo seguir haciéndolo mientras pueda. Aquí les cuento algunas cosas que hice durante un tiempo, pero que luego perdí, ya sea porque estaba en otra etapa de mi vida o en otra relación, o simplemente porque no se me daban bien: fui bombero voluntario, jugué a los bolos en una liga, colecciona cromos de NASCAR y otros recuerdos, patiné (¿en serio? ¡Me caigo un montón solo caminando!), hice punto de cruz, scrapbooking, manualidades y vi partidos de béisbol, fútbol americano y baloncesto profesional. Actualmente leo, camino y voy a Zumba siempre que puedo. Me encanta el Zumba y llevo más de 12 años practicándolo. Por ahora, no creo que vaya a perder el interés y planeo seguir haciéndolo mientras pueda. ¿Qué me deparará el futuro? Solo el tiempo lo dirá.

Elige un Programa Que Se Adapte a Ti (Dieta y Ejercicio)

Al igual que con mis 37 años de carrera en Discover Financial Services, cuando empecé a los 18, no sabía cuánto tiempo me quedaría, ya que no pensaba a largo plazo. Simplemente sabía que era hora de un cambio y que era una oportunidad demasiado buena para dejarla pasar. Mi trabajo anterior, que empecé a los 15, no me llevaba a ninguna parte después de 3 años y aumentos de 10 centavos, y no me sentía valorado, respetado ni tomado en serio. Ganaba más de 3 dólares adicionales por hora en Discover. Así que cuando empecé mi camino hacia la pérdida de peso y el bienestar físico hace más de 20 años, realmente no sabía cuánto duraría, si tendría éxito o no, pero era hora de un cambio porque seguía subiendo de peso y mi salud no era buena. No me gustan mucho los cambios ni las críticas constructivas, pero con los años he mejorado en ambos aspectos. Aún puedo mejorar. La diferencia es que me he esforzado mucho por crecer como persona en todos los aspectos. Ya no escondo ni niego mis defectos o debilidades. No me hago la desentendida. Afronto todo de frente y sigo adelante.

Hace poco alguien me dijo que soy pragmática, algo que nadie me había dicho antes. Siempre pensé que era realista, y así se lo decía a la gente. Así que, por supuesto, tuve que buscarlo en Google y tenía razón. ¡Me define totalmente! Los pragmáticos hablamos más rápido que la mayoría, podemos ser muy directos y solemos ir al grano. Algunas palabras que describen a las personas de esta categoría son: orientadas a la acción, decisivas, resolutivas, directas, asertivas, exigentes, arriesgadas, enérgicas, competitivas, independientes, determinadas y orientadas a resultados.

En fin, si tuviera que dar un consejo sobre cómo empezar un proceso de pérdida de peso o de mejora del estado físico, diría que empiecen con un plan sencillo y simplemente se lancen. Cualquier pequeño paso en la dirección correcta es un paso, aunque tengan que dar pasitos de bebé. No te condenes al fracaso pensando que puedes perder muchísimo peso en poco tiempo o convertirte en un adicto al gimnasio cinco días a la semana si actualmente llevas una vida sedentaria. Primero, reconoce lo que quieres hacer: quiero perder peso y mejorar mi salud; quiero ser más activo físicamente. Luego, evalúa qué necesitas para empezar.

Weight Watchers me funcionó y me sigue funcionando porque mi dieta no es la más sana y puedes comer lo que quieras siempre que te mantengas dentro de tu presupuesto de puntos. Además, tener que ir a pesarme me ayuda a mantenerme constante y responsable. Ah, y no puedo seguir una dieta que limite demasiado los carbohidratos o que se centre demasiado en frutas y verduras. Abandonaría, fracasaría y/o me moriría de hambre.

Así que analiza qué tipo de alimentación tienes y elige algo que te funcione. ¿Necesitas un programa organizado de pago o un sistema de apoyo como reuniones semanales? ¿Quizás una aplicación móvil te sirva?

Hay muchísimas opciones. ¿Qué necesitas para ser constante contigo misma? Tal vez solo necesites una báscula en casa y pesarte una vez por semana. Intenta no perder más de un kilo por semana. Sé amable contigo misma al empezar. Ponte metas pequeñas, como perder dos o cinco kilos, y no importa cuánto tiempo te lleve, celebra tus logros. Evalúa tu nivel de actividad actual y decide cómo quieres empezar. Yo empecé con Curves para mujeres, que lamentablemente ya no existe, porque solo requería 30 minutos, 3 días a la semana, era de bajo impacto y solo para mujeres. Quizás quieras caminar 15 minutos al día al aire libre o en la cinta un par de días a la semana e ir aumentando el tiempo poco a poco. Quizás prefieras ver vídeos en streaming en casa o probar diferentes clases en un gimnasio. Quizás necesites un compañero/a de entrenamiento para caminar o ir al gimnasio contigo y así mantenerte motivado/a y responsable. ¡Solo da un pequeño paso y ya habrás empezado! Si se te antoja algo, no te excedas, pero date el gusto. No te prives.

Sé que es difícil encontrar tiempo para hacer ejercicio o para ti mismo/a, especialmente cuando tienes otras responsabilidades como hijos, esposo, familia, trabajo, tareas del hogar, etc., pero analiza con sinceridad cómo estás empleando tu tiempo y te prometo que puedes encontrar un hueco.

Sé realista con tus objetivos y con lo que elijas hacer. Por ejemplo, si no te gusta la carne, la dieta Atkins probablemente no sea una buena opción. Si no quieres renunciar a los carbohidratos y la fruta, la dieta cetogénica quizás no sea la mejor opción. Para hacer ejercicio, elige una hora y una actividad que disfrutes. Trabajo con una mujer que se levanta y sale a correr a las 4 de la mañana porque tiene un hijo de cinco años, un trabajo y un esposo que se va a trabajar temprano. Es cuando puede hacerlo y le funciona. Soy una persona madrugadora; me levanto a las 5 de la mañana entre semana y empiezo a trabajar a las 6 o incluso antes, pero la idea de hacer ejercicio por la mañana, o levantarme antes de las 5 para hacerlo, ni hablar. Simplemente no es posible. He intentado hacer ejercicio por la mañana varias veces (no a las 5, sino más bien a las 9 o 10) y mi cuerpo no responde igual que por la tarde. Experimenta o investiga qué programa de pérdida de peso o de entrenamiento físico te puede funcionar mejor. Quizás podrías empezar con un Fitbit u otra aplicación y fijarse pequeñas metas de pasos diarias para empezar.

Priorízate, aunque sea de una forma pequeña, incluso si al principio te sientes culpable. El autocuidado es fundamental. Como en un avión, donde te dicen que primero te pongas tu mascarilla de oxígeno antes de ayudar a los demás, porque si te quedas sin oxígeno, no podrás ayudar a nadie más. Lo mismo ocurre con el autocuidado. Debes cuidarte primero y estarás en mucha mejor forma, tanto mental como físicamente, para ayudar a otros, como a tu familia y amigos.

Piensa en cómo quieres medir tu progreso. Quizás te peses antes de empezar y luego una vez por semana, a la misma hora y en las mismas circunstancias (con o sin ropa, la misma ropa, etc.). Quizás quieras medir partes específicas de tu cuerpo antes de empezar y volver a medirlas después de un mes. Quizás quieras medir cómo te queda la ropa (ojalá más holgada). Tengo un amigo muy dulce y delgado de la India que no hace ejercicio ni necesita bajar de peso y ha usado la misma talla de ropa desde que lo conozco, hace unos 15 años. Su método es que si los pantalones le empiezan a quedar ajustados, es hora de usar una talla menos. En fin, una vez que creas haber decidido qué quieres probar para bajar de peso y/o ponerte en forma, ¡empieza ya!

¡Cada pequeño logro cuenta! ¡Celebra cada pequeño paso! ¿Caminaste una milla hoy? ¡Éxito! ¿Bajaste medio kilo esta semana? ¡Éxito! ¡Despacio y con constancia se llega lejos! Haz ajustes sobre la marcha. Lee libros, artículos, revistas y quédate con todo lo que creas que te ayudará y te beneficiará; descarta el resto. Prueba diferentes cosas, como recetas y ejercicios, y de nuevo, quédate con lo que te guste y descarta el resto. ¿A quién no le ha pasado que encuentra una receta que parecía increíble en Pinterest, la prepara y luego dice: "¡Para nada!?" Podría contarte sobre esas galletas navideñas tan monas que fueron un infierno para hacer y parecían serpientes, o ese pollo con ingredientes que parecían deliciosos pero que al final no tenía sabor.

Si te sales de la dieta en una comida, simplemente retómala en la siguiente. ¿No ves los resultados que esperas? ¡Sigue adelante! ¿Tienes ganas de tirar la báscula por la ventana? ¡Sigue adelante! ¡Tú puedes! ¡Puedes lograr todo lo que te propongas! Como dice Dory en Buscando a Nemo, sigue nadando. Aunque apenas puedas mantenerte a flote. Encuentra algo que te motive y te dé energía. Para motivarme, puedo escuchar esta canción en mi cabeza, en el coche o en el móvil. La canción es La Copa de la Vida de Ricky Martin y la letra que siempre me motiva es: ¡Nada puede detenerte si de verdad lo deseas! ¿De verdad lo deseas? Encuentra tu canción, tu frase, un meme o lo que sea que te motive a seguir adelante. Crea una lista de reproducción para tu ejercicio. ¡Encuentra lo que te inspira! Simplemente sigue adelante, paso a paso.

Cuando Cambias, No Todos lo Celebrarán Contigo. Aun Así, Celébralo.
Cuando emprendes cualquier camino de transformación personal, debes hacerlo por ti mismo/a. No por nadie más. Y cuando las personas de tu entorno tienen inseguridades, intentarán cambiar por sí mismas debido a lo que ven, piensan y sienten. Habrá celos.

Es difícil lidiar con estas cosas cuando lo único que intentas es superarte y lo único que deseas es que las personas de tu entorno celebren tu éxito contigo y te apoyen en lo que intentas lograr.

Literalmente me preguntaron si estaba bajando de peso para encontrar un nuevo hombre. Jamás se me había ocurrido. Me acusaron directamente de tener una aventura, lo cual era completamente falso. No era el tipo de apoyo y ánimo que buscaba. De repente, por primera vez en mi vida, pesaba menos y usaba ropa más pequeña que algunos familiares. Incluso escuché este comentario: "¡Perra! ¡Pesas menos que yo!" Lo dijeron en tono de broma, pero…

Los demás en el gimnasio no dijeron nada, pero me miraban de vez en cuando. Quizás estaba interpretando cosas donde no las había, pero en mi mente los oía pensar: "Presumida", "seguro que nunca ha tenido sobrepeso," "flacucha." Pero no pasa nada; cuando uno triunfa en algo, siempre hay alguien que se compara con nosotros o cuestiona nuestros motivos, o ambas cosas. No dejo que me afecte. Simplemente pienso que son sus inseguridades, no las mías. No puedo dejar que me impida hacer lo que quiero.

Batidos De Proteína Y Rainbow Nerds

Trucos Para Mantener Tu Peso: Aprendí a la Mala Para Que tú No Tengas Que Hacerlo

Descubre: ¿Qué significa para ti comer en exceso? Después de más de 20 años y casi 45 kilos, ¿por qué sigo comiendo en exceso de vez en cuando? Hoy me volvió a pasar mientras trabajaba. No estaba aburrida, hambrienta ni comiendo por ansiedad. Hace más de un mes dejé de comer caramelos Rainbow Nerds de golpe. Me comía al menos una caja entera al día, lo cual obviamente no es saludable por muchas razones. Creo que es porque cuando estoy trabajando y pensando me apetece masticar algo crujiente, ya que cuando me doy cuenta de que estoy comiendo en exceso suele ser en el trabajo y siempre es algo crujiente. Normalmente son chips de pita y, últimamente, chicharrones. ¿Quizás debería probar a masticar hielo? Tengo que dejar de hacer esto. Me impide alcanzar mi objetivo final de bajar 45 kilos. Aunque no tenga hambre, ¿quizás no estoy comiendo lo suficiente? Voy a seguir mi propio consejo: dejarlo pasar, perdonarme, mañana es un nuevo día y mi plan es empezar de nuevo mañana e intentar hacerlo mejor.

Bajar de Peso NoSe Trata Solo Del Peso
Descubre qué te inspira no solo en tu camino hacia la pérdida de peso y el bienestar físico, sino en todos los aspectos de tu vida: hogar, familia, amigos, carrera, etc. Me encanta leer, así que me inspiran los libros (ficción y no ficción), las citas, los memes, entre otras cosas. Leí un libro titulado *"4 Tipos de Sangre, 4 Dietas, Come Bien Según Tu Tipo"* del Dr. Peter J. D'Adamo. ¡Estaba intentando comer pan integral y arroz integral, y según este libro, mi tipo de sangre no los tolera bien! Intentaba evitar la carne de res/carne roja, ¡y según este libro, mi cuerpo la tolera muy bien! Rachel Hollis tiene cuatro libros que me inspiran muchísimo. Cuenta historias de su vida desde todas

las perspectivas con las que me puedo identificar y ofrece consejos y sugerencias para cada tema/ capítulo que le resultaron útiles. Es divertida, directa y auténtica. Aprendí mucho de sus libros y los releo o simplemente reviso las cosas que marqué para volver a consultarlas. Dos cosas que implementé y que sigo revisando con frecuencia son escribir todas las cosas por las que estoy agradecida y escribir tus metas. Durante todo el mes de enero de 2019, anoté tres cosas por las que estoy agradecida. Si hacer eso no te inspira, te hace apreciar todo y te ayuda a ver las cosas con más optimismo, ¡nada lo hará!

Anota Tus Metas

También en enero de 2019, anoté una lista de siete metas que me gustaría lograr:

1. Visitar los 50 estados: ¡Ya visité 49, me falta 1: Alaska! (¡Lo lograré en mayo de 2025!)

2. Bajar a 52 kilos: Ya superé esta meta y me puse una nueva de 47 kilos para poder decir que he bajado 45 kilos. ¡Esta es una meta difícil para mí, pero sigo trabajando en ella todos los días! Mi peso

fluctúa entre 48 y 51 kilos, pero no me rindo. ¡Estoy muy cerca!

3. Aprender a hablar español: ¡Estoy en ello! Practico en mis clases de Zumba al menos cuatro noches por semana. Uso el traductor de Google para buscar palabras y frases y así ampliar mi vocabulario. Ahora tengo un compañero de trabajo cuya lengua materna es el español y práctico con él. Busco letras de canciones y las traduzco al inglés para entenderlas y aprender. Práctico en restaurantes y mercados mexicanos. Sigo aprendiendo, pero voy progresando.

4. Ganar $100,000.00 al año: una de las cosas que no se deben revelar ni comentar, así que los dejo con intriga.

5. Jubilarme de Discover: si llego al 29 de agosto de 2025, celebraré 37 años de servicio en Discover. Tengo los años de servicio necesarios, pero no la edad, y aún no estoy listo para jubilarme. Mi objetivo es alcanzar la edad mínima requerida para jubilarme (5 de febrero de 2025/55 años) en Discover, así que podré jubilarme cuando esté listo o cuando me lo pidan.

6. Mantenerse físicamente activo: quiero hacerlo mientras tenga la capacidad física y la salud para hacerlo. Mi meta diaria es caminar un mínimo de 8 kilómetros (5 millas) y ayer llevó 383 días consecutivos lográndolo. Esta es mi racha más larga y he tenido que volver a empezar varias veces. Voy a clases de Zumba de una hora al menos cuatro veces por semana y es mi actividad física favorita. También disfruto del senderismo y lo practico siempre que puedo.

7. Visitar la Torre Eiffel: ¡Tengo muchísimas ganas!, pero aún no lo estoy planeando. Quiero completar primero mi Objetivo n.° 1.

Creé mi lista de objetivos en 2019 y la he actualizado dos veces: para 2023 y 2025. He añadido algunos nuevos y creo firmemente que escribirlos me ha ayudado a alcanzarlos.

¡Bebe agua!
El mejor consejo que puedo darte es: ¡bebe agua! Tanta como puedas. ¡Busca la manera de tomarla! Siempre he oído que se deben beber ocho vasos de agua de 240 ml al día, o la mitad de tu peso

corporal en agua. Así que, si pesas 68 kilos, deberías beber al menos 2,2 litros de agua al día. Si haces ejercicio, tendrás que aumentar la cantidad de agua que bebes para compensar la que pierdes. Siempre es mejor beber agua pura si puedes.

Me gusta el agua muy fría y empiezo cada día con 950 ml de agua con hielo en una de mis dos botellas favoritas. La primera es una Contigo rosa chicle de 950 ml, transparente. Por alguna razón, el agua baja rápido y sin problemas cuando la uso. La segunda botella me la regalaron por mi cumpleaños. Es de la marca Polar Camel, rosa con mi nombre completo (incluido mi segundo nombre), de acero inoxidable, no es transparente y definitivamente tiene más de 950 ml. Al igual que con mi botella Contigo, el agua baja rápida y suavemente cuando la uso y se mantiene muy fría durante mucho tiempo. Haciendo esto, ya he alcanzado la mitad de mi objetivo de agua a las 7 de la mañana.

Por si no lo sabías, mi color favorito es el rosa. Y supongo que lo que te recomiendo es que encuentres la manera de hidratarse diariamente como mejor te funcione. ¿Quizás con tu botella de agua favorita? ¿Quizás te gusta el agua caliente, fría, con hielo, sin hielo, a temperatura ambiente, directamente de una botella de plástico? Lo que te funcione. He visto a mujeres en Zumba con botellas de agua enormes y transparentes que contienen toda el agua que necesitan para el día, así que las llenan por la mañana y se van bebiendo a lo largo del día con el objetivo de terminarlas antes de que acabe el día.

¿Quizás esto te funcione? Esto de hidratarme no siempre ha sido fácil para mí. Tuve que hacer muchos ajustes para llegar a donde estoy ahora. Primero tuve que dejar de tomar Pepsi en el desayuno, luego Pepsi Light, luego dejar de ponerle sobres de Crystal Light, luego dejar de usar botellas de agua de plástico desechables con tapa de rosca, luego encontrar mi botella de agua reutilizable favorita y luego añadirle hielo. Da los pasos que necesites y tómate el tiempo que necesites para lograrlo. Una vez más, recomiendo encarecidamente beber agua pura, pero la buena noticia es que otras bebidas también cuentan: los jugos, el té, el café y los refrescos están compuestos principalmente de agua, así que ¡a beber! ¡Incluso mi agua con el sobre de Crystal Light cuenta!

Beber agua tiene muchísimos beneficios, como:

1. Previene el estreñimiento. ¡Dicho queda! ☺

2. Favorece la digestión: beber agua antes, durante y después de las comidas ayuda al sistema digestivo a descomponer los alimentos con mayor facilidad.

3. Beneficia la salud renal.

4. Mejora la salud de la piel: beber agua hidrata las células de la piel, minimizando la apariencia de arrugas y líneas de expresión, lo que te ayuda a lucir más joven. De hecho, he recibido varios cumplidos sobre la piel de mi rostro y lo bien y limpia que se ve desde que empecé a beber más agua.

5. Mejora tu rendimiento físico: el agua es buena antes, durante y después del ejercicio. Beber suficiente agua antes de entrenar te ayuda a entrenar durante más tiempo y a evitar calambres musculares.

6. Mejora el estado de ánimo: se ha demostrado que el estado de ánimo negativo, la fatiga y la ira aumentan cuando uno está deshidratado.

7. Te mantiene con energía: necesitas beber agua para que tus órganos funcionen correctamente. También ayuda a mantener una presión arterial y una frecuencia cardíaca saludables.

8. Te ayuda a bajar de peso: beber agua fría ayuda a acelerar el metabolismo, lo que hace que tu cuerpo queme más calorías. Beber agua ayuda a mantener un peso corporal saludable.

9. Fortalece el sistema inmunológico: el agua juega un papel vital en el fortalecimiento del sistema inmunológico.

10. Elimina toxinas: el agua juega un papel fundamental para mantener tu cuerpo sano y tu piel radiante. El agua ayuda a tu cuerpo a eliminar toxinas dañinas a través del sudor y la orina.

11. Mejora tu capacidad mental: beber agua regularmente te ayuda a concentrarte, pensar con claridad y mantenerte alerta.

12. Previene dolores de cabeza: la deshidratación causa dolores de cabeza.

13. Previene calambres y esguinces: el agua actúa como un lubricante natural para tus articulaciones y músculos, haciéndolos menos propensos a esguinces y lesiones.

14. Regula la temperatura corporal: el agua es esencial para regular la temperatura corporal. El cuerpo utiliza el sudor para enfriar y beber agua repone los líquidos perdidos a través del sudor.

15. Previene el mal aliento: beber agua con frecuencia y después de comer ayuda significativamente a eliminar las bacterias bucales y los restos de comida que causan el mal aliento.

16. Beneficia al corazón: beber agua ayuda a mantener la viscosidad adecuada de la sangre y el plasma, así como la distribución del fibrinógeno, lo que garantiza una buena salud cardiovascular.

17. Asegura el transporte eficiente de minerales y nutrientes por todo el cuerpo: los minerales y nutrientes se disuelven en el agua, lo que les permite llegar a todas las partes del cuerpo.

18. Ayuda a formar saliva y mucosidad, que mantienen húmedos los ojos, la nariz y la boca.

19. Ayuda a combatir las enfermedades: si bebes suficiente agua a diario, tienes menos probabilidades de sufrir estreñimiento, migrañas, infecciones del tracto urinario, cálculos renales, asma inducida por el ejercicio, hipertensión y diabetes.

20. Mejora la circulación de oxígeno: el agua es un componente esencial de la sangre y ayuda a transportar oxígeno a todo el cuerpo. Garantiza el bienestar, la energía y la buena salud, ya que el oxígeno contribuye a la oxidación y el metabolismo.

Planifica...Y Luego Cíñete Al Plan

Planifica Tus Comidas: Cualquier Cosa Puede Ser Un Plan de Comidas

Planificación de comidas: mucha gente jura por la planificación y preparación de comidas. ¡Yo juro por todo lo que incluya planificación! La planificación y preparación de comidas puede ser diferente para cada persona, pero sin duda te ayuda a mantenerte en el programa que estés siguiendo. Para algunos, se trata de planificar diariamente con anticipación lo que van a comer ese día y documentarlo de alguna manera para que quede como una regla fija. Para otros, se trata de comprar, preparar y cocinar comidas con anticipación para varios días o una semana. Lo que funcione para ti está bien. Explicaré los beneficios desde mi perspectiva un poco más adelante.

Nota: Mis elecciones alimenticias/dieta no son las mejores y no estoy animando a nadie a comer lo que yo como ni cómo lo como. Sin embargo, mi teoría y concepto son buenos. Así que, planificación y preparación de comidas al estilo Kristie. Voy al supermercado todos los domingos con una lista. Anotó en la lista todos los artículos que mi familia y yo necesitamos para la semana. Mi amiga o yo solemos comprar carnitas frescas en un puesto local los domingos, aproximadamente una vez al mes, y congelamos la cantidad suficiente para un par de días en bolsas individuales con cierre hermético. Todos los domingos preparó un gran desayuno familiar y siempre hago huevos revueltos extra. También cocino la mayor cantidad de comida posible para la cena los domingos, con la esperanza de que alcance para el jueves. Normalmente cocino mucho pollo a la parrilla para todos, pero como nadie en mi casa sigue la misma dieta que yo, cada quien tiene lo que le gusta.

Advertencia: Soy una persona de costumbres y podría comer lo mismo todos los días, y de hecho lo hago con frecuencia. Si prefieres y necesitas más variedad, no hay problema. Siempre tengo a mano lo siguiente: huevos, bagels integrales, barras Fiber One, chips de pita Stacy's, una bolsa de ensalada, una bolsa de pollo a la parrilla precocinado, Pepsi Light, chocolates Dove individuales, carnitas frescas, pollo a la parrilla recién cocinado y huevos revueltos.

De lunes a viernes, mi menú es el siguiente: agua y una barrita Fiber One para desayunar; carnitas, chips de pita Stacy's y Pepsi Light para almorzar; pollo a la plancha, chips Stacy's y Pepsi Light para cenar. Si me apetece algo dulce o chocolate, como uno o dos bombones Dove. También como chicharrones si me apetece picar algo. Si no tengo carnitas, como huevos revueltos que me hayan sobrado con un bagel ligero, una ensalada o pollo a la plancha con alguna salsa para almorzar. Si no tengo pollo a la plancha fresca, preparo un huevo frito con un bagel ligero, una ensalada o pollo a la plancha congelado con alguna salsa para cenar. Además, siempre tengo batidos de proteínas bajos en grasa preparados. Ventajas: sé lo que voy a comer, está listo y tengo un plan B. Tener un plan y un plan B me evita recurrir a otras opciones como los bocadillos calientes o pedir comida a domicilio, sobre todo si tengo prisa. Me ahorra tiempo durante la semana, lo cual es genial con mi trabajo tan exigente. Me ayuda a mantenerme fiel a mi programa/plan de dieta.

No estoy segura de qué es más difícil: estar en modo de pérdida de peso o en modo de mantenimiento. Estuve en modo de pérdida de peso durante 8 años antes de convertirme en Miembro Vitalicio de Weight Watchers, alcanzar mi meta de 57 kg (125 libras) y haber perdido 36 kg (80 libras). Desde la perspectiva de Weight Watchers, he estado en modo de mantenimiento desde entonces, pero mentalmente seguía en modo de pérdida de peso, o en una mezcla entre ambos. Aunque alcancé mi meta de Weight Watchers, mi meta personal era de 52 kg (115 libras). Me tomó otros 10 años, más la pandemia, mantenerme en 52 kg (115 libras) después de haber perdido 41 kg (90 libras), lo cual me llevó 18 años. Entonces, ¿significa eso que he estado en modo de mantenimiento durante 3 años? Porque hasta hace poco seguía perdiendo un poco de peso y decidí esforzarme por llegar a los 48 kg (105 libras) para poder decir que había perdido 45 kg (100 libras), como he visto en la báscula.

Tres veces ya, pero no siempre.

Aquí están mis principales recomendaciones, consejos y sugerencias:

1. Lleva un diario de alimentación

Hace años, no llevaba mi diario de alimentación durante las vacaciones, ni siquiera la semana entre Navidad y Año Nuevo, y volví a subir entre 2 y 5 kilos. También me permitía muchos excesos los fines de semana.

Así que hace varios años empecé a llevar mi diario de alimentación a todas las vacaciones y a ser menos indulgente los fines de semana. Sigo disfrutando de la comida, incluyendo algún capricho, en vacaciones, viajes de negocios, festivos y fines de semana, pero ya no es el descontrol total que era antes. Ahora solo subo un máximo de 1,5 a 2,5 kilos, que es aproximadamente la mitad de lo que solía subir, y es mucho más fácil bajarlos. A veces, simplemente ver mi diario de alimentación me lo recuerda y me ayuda. Encontrar maneras de mantenerte activa me ha ayudado mucho. Déjenme decirles que hace años, durante mi proceso de pérdida de peso y mejora de mi condición física, todo lo que hacía para adelgazar y mantenerme activa se iba al traste en cuanto tenía vacaciones, días festivos, un evento especial o un viaje de negocios. Era ridículo. ¡Empezaba nada más llegar al aeropuerto! Y eso que ni siquiera había salido de la ciudad o el estado donde vivía. Hago dieta (inserte aquí una palabra menos cursi) y ejercicio (inserte aquí otra palabra menos cursi) todo el año y casi todos los días, así que disfrutar durante las fiestas y tener alguna excepción al plan está bien, pero quizá no tenga por qué ser un descontrol total. Perdón, me fui por las ramas un par de páginas.

2. Encontrar maneras de mantenerse activa

De nuevo, en vacaciones, días festivos y viajes de negocios, mi rutina de ejercicio se iba al traste por completo. Me esfuerzo al máximo por alcanzar mi mínimo diario de pasos en Fitbit (12.650) todos los días, sin importar dónde esté ni qué evento u ocasión sea. Siempre llevo un par de zapatillas y ropa deportiva (un conjunto) en todos mis viajes, ya sean de negocios o de placer. Puede que las zapatillas y la ropa deportiva no salgan de la maleta, pero sin duda me recuerdan que debo intentar mantenerme activo cuando estoy fuera de casa, y así nunca puedo usar la excusa de que no llevo ropa deportiva ni zapatillas. Casi siempre que estoy de vacaciones o en un viaje de negocios, me mantengo activo, o como me gusta decir, doy mis pasos caminando en el aeropuerto y en el hotel. Si te interesa, la mayoría de los hoteles tienen gimnasio y/o piscina. Quizás puedas encontrar una actividad que te guste durante tus vacaciones, como golf, tenis, senderismo, caminar por la playa, lo que sea. Simplemente busca maneras de moverte. Hace poco estuve en un crucero y el barco tenía gimnasio y pista para correr al aire libre. Me enorgullece decir que usé la cinta de correr del gimnasio y la pista para caminar y trotar un poco varias veces durante la semana. ¡Todo un progreso!

3. Intenta mantener la mayor cantidad posible de buenos hábitos, o de comidas saludables

Cuando sé que se acerca una ocasión especial, un día festivo o unas vacaciones, procuro ser lo más disciplinado posible una o dos semanas antes y planifico lo mismo después para disfrutar plenamente de la ocasión. A veces, intento comer bien una o dos veces al día durante un viaje de negocios, vacaciones o el puente de Navidad. La mayoría de las veces solo lo consigo con una comida al día: el desayuno. A veces, lo mejor que puedo hacer, por supuesto, es alcanzar mi objetivo diario de agua, pasos o algún tipo de actividad física, pero cualquier hábito o rutina que puedas mantener con gusto durante estas ocasiones especiales te ayudará a retomar el buen camino después.

Por experiencia propia, sé que es muy difícil volver a la normalidad después de una semana de excesos con la comida, un exceso de calorías y un postre grasiento cada noche. Cada vez era como volver a empezar desde hace más de 20 años y me llevaba al menos una semana de sufrimiento retomar mi rutina habitual, además de varias semanas de esfuerzo para bajar de peso. Decidí que no valía la pena el dolor y el sufrimiento constantes, así que hice, o mejor dicho, hice algunos cambios en la descontrolada alimentación que solía tener durante las vacaciones y los viajes de negocios, y la verdad es que sigo disfrutando. Me siento feliz y satisfecha, y sin duda la recuperación es mucho más fácil y agradable. En resumen, busca buenos hábitos y rutinas que puedas mantener, encuentra maneras de estar activo y lleva un diario de alimentación, pero sobre todo, disfruta y permítete celebrar las ocasiones especiales.

Mientras escribía las páginas anteriores, recordé una anécdota sobre una cena en casa de un amigo hace varios años. Me hizo sonreír, así que supe que tenía que compartirla aquí. Me hizo pensar en muchas cosas, como las diferentes perspectivas, el control de las porciones, cómo las personas hacen y creen tantas cosas en la vida según quiénes son sus padres, su familia y sus amigos, cómo se crían, dónde viven, a qué están expuestas, etc. Me crié en una familia a la que le encantaba la comida, donde todas las celebraciones se hacían con comida en abundancia y solían terminar con un gran tazón de helado. ¡Quizás debería haber dicho que me crié en una familia a la que le encantaba el helado, pero que también disfrutaba de otras comidas!

En fin, un compañero de trabajo y amigo me invitó a cenar a su casa una noche. No recuerdo qué cenamos ni si después vimos una película o un partido de los Utah Jazz, pero sí recuerdo el postre. Tomamos helado de postre. Mi amigo sacó tazones de cereales, pero mucho más grandes que los míos, y puso una bola de helado en cada uno. Me quedé pensando: "¿Qué demonios?" Supongo que debería mencionar que soy una persona muy directa, franca y nada tímida.

No me malinterpreten. Jamás sería grosera ni hiriente a propósito al comunicarme, y siempre me preocupó sinceramente por los sentimientos de los demás. Puede que en mi mente esté pensando "¿Qué demonios?" o algo peor, pero casi nunca diría esas palabras. Así que dije: "¿Eso es todo?" Y mi amigo me preguntó: "¿Qué quieres decir?" Miré ese tazón enorme con una bola de helado dando vueltas y dije: "¿Una bola de helado? ¿Eso es todo?" Empecé a reírme a carcajadas, ¡y él también!

Cuando dejamos de reír, me dijo: "Puedes comer más si quieres." En mi familia siempre servimos al menos cuatro bolas de helado por persona a los niños y más a los adultos. Para mí, una bola de helado era como un insulto o una dieta impuesta. Jajaja. ¡Probablemente por eso siempre ha sido delgado y nunca ha tenido problemas de peso! ¡Y adivina qué! ¡Una bola de helado es la porción correcta y recomendada!

¡Ya lo sé! Si hubieras intentado servirle a alguien de mi familia una sola bola de helado de postre, ¡seguro que te habían preguntado qué tipo de pastel íbamos a comer o te habrían tomado por loco! ¡En mi familia, las bolas de helado no rodaban por el tazón! ¡Y ni siquiera veías el fondo! La porción normal de helado en mi familia era de unas cuatro bolas, y una vez que nos aseguramos de que todos tuvieran su tazón, ¡podías servirte otra bola o otro tazón si querías! ¡En mi familia, el helado no se congelaba!

Mi abuelo, mi papá y mis dos tíos servían tazones rebosantes de helado con muchas más de cuatro bolas y ¡varios sabores diferentes! Apuesto a que nos tomábamos cuatro galones de helado incluso para una cena familiar normal, y de varios sabores. ¡Siempre había chocolate y nuez pecana, seguro! En fin, parece que la familia de mi amigo entendía perfectamente el concepto de control de porciones mucho antes de que se pusiera de moda, mientras que a mí me costó mucho más entenderlo y aplicarlo bien a mi familia…

¿Dedicada o tonta? Creo que ya he escrito sobre esto antes. Soy muy dedicada y comprometida con mi rutina de ejercicio y mis objetivos, e intentó vivir sin excusas. No soy perfecta, y ahora mismo no estoy hablando de dietas ni de comida. Hablo de planes de ejercicio, rutinas y objetivos. Si hoy es martes y los martes a las 7 pm tengo clase de Zumba, entonces estoy en Zumba ese día y a esa hora. Punto. Una noche recibí una alerta de emergencia del Servicio Meteorológico Nacional en mi teléfono: aviso de tormenta de nieve hasta las 7:00 PM (hora de la Montaña), poco después de las 6 pm. Pensé: "Vale, está nevando en Utah. No es para tanto." Así que a las 6:40 pm, como siempre, me subí al coche y me puse en marcha. Pensé que quizá debería haber salido un poco antes y miré las publicaciones de Facebook por si había cancelaciones. No vi ninguna. A las 6:51 pm recibí un mensaje de un instructor que decía que no creía que hubiera clase por el clima, y le respondí: "Ya voy." Unos minutos después, vi una publicación que decía que la clase se había cancelado, pero había una clase al otro lado de la calle, así que fui para allá. Llegué a las 7:01 pm y era la única persona en la clase de Zumba. Le pregunté a la señora que trabajaba allí si iba a haber clase y no pareció segura. Le dije que esperaría unos minutos. No estoy segura de que me entendiera. Quizás hubo una barrera idiomática entre su inglés limitado y mi español limitado. Mientras esperaba, aproveché para caminar y buscar otro lugar para tomar una clase.

Después de esperar hasta las 7:15 pm y seguir siendo la única persona allí (ni siquiera había un instructor), la señora finalmente dijo: "No hay clase esta noche." Para hacer ejercicio, suelo tener un plan A y un plan B bien definidos, y un plan C provisional. Si todos fallan, me rindo y me voy a casa. Esa noche fui a una clase que empezaba a las 7 pm en un gimnasio Vasa. Soy sociable y puedo ir a cualquier sucursal de Vasa. Pensé que si llegaba a las 7:30 pm podría asistir a al menos 30 minutos de clase. A las 7:25 pm, recibí un mensaje de la instructora del gimnasio del que había salido 10 minutos antes, avisando que ya estaba allí, así que regresé. Empezamos a las 7:40 pm y terminamos alrededor de las 8:15 pm, así que asistí a al menos 35 minutos de clase y no dejé que el mal tiempo (nieve) ni la cancelación me detuvieran ni se convirtieran en una excusa para no hacer ejercicio.

Quizás sea una tontería, pero me gusta pensar que soy constante. Las carreteras no estaban mal y no corrí ningún peligro ni puse en riesgo mi vida ni la de los demás. ¿Será que soy menos precavida que los demás? ¡Seguro que sí sí fui la única que asistió a clase en dos sitios distintos! Cada uno debe decidir si realmente no va a hacer ejercicio porque le preocupa conducir en la nieve o por cualquier otra excusa que se ponga en cada situación, o si es una excusa fácil para no hacer ejercicio ese día. Yo tengo rutinas, planes y objetivos. ¡Sin excusas!

Parte del mantenimiento es saber que tendré que tener algún tipo de plan de ejercicio de por vida, aunque seguro que irá cambiando con el tiempo. Parte del mantenimiento es saber que tendré que controlar las porciones y la ingesta de alimentos y bebidas a diario de por vida. Parte del mantenimiento es saber que tendré que pesarme con regularidad, aunque quizás no tantas veces al día como ahora. Estoy a unos 9 kilos de mi meta de Weight Watchers de 57 kilos, y lo planeé así a propósito para tener cierto margen de maniobra. Me gustaría pensar que soy joven y que puedo seguir caminando al menos 8 kilómetros diarios y asistiendo a más de cuatro clases de Zumba por semana con la misma intensidad, pero tengo 55 años. ¿Quién sabe de lo que seré capaz en el futuro? Y si no puedo quemar tantas calorías haciendo ejercicio como ahora, tendría que reducir mi ingesta de alimentos o empezaría a subir de peso, así que me dejé un pequeño margen.

Desde mi punto de vista, la pérdida de peso y el ejercicio van de la mano. Puedes ser delgado, pero no estar en forma ni saludable. Puedes estar en forma, pero tener sobrepeso y tal vez estar saludable, pero probablemente no. Así que trabajas en ambas cosas y puedes empezar con ambas a la vez o empezar con una y, cuando estés listo, añadir la otra. Yo empecé con la pérdida de peso y, cuando estuve preparado, incorporé la actividad física. Ahora, en la fase de mantenimiento, es como un acto de equilibrio para mantener todo estable mientras navego por cada día de mi vida: la báscula, lo que como y bebo, la actividad física, junto con la familia, el trabajo, los amigos, la salud, el estrés, etc.

Emprender un proceso de pérdida de peso y mejora de la condición física tendrá un impacto positivo en tu salud de muchas maneras. Por ejemplo, cuando programé una cirugía de cuello para aliviar el dolor nervioso en mi brazo izquierdo, una de las primeras preguntas que le hice al cirujano fue: "¿Cuánto tiempo tengo que dejar de hacer Zumba?" y "¿Cuándo y qué tipo de ejercicio puedo hacer después de la cirugía?" Incluso antes de la cirugía, ya estaba elaborando un plan de ejercicio modificado hasta que pudiera retomar mi rutina habitual. Podría haberme quedado en pijama durante semanas comiendo helado a cucharadas y usar la cirugía como excusa, pero había trabajado demasiado duro para eso.

La semana en que me operaron del cuello, el 23 de febrero de 2024, sabía que debía estar pensando en mi recuperación y tomármelo con calma, pero esa no soy yo. Incluso cuando tenía sobrepeso, era muy activa y no podía quedarme quieta. Así que lo primero que le pregunté al cirujano fue:

- Faltar al trabajo (no he faltado desde mi baja por maternidad y mi hijo ahora tiene 24 años)
- Tener una incisión/cicatriz en la parte delantera del cuello (nunca me he considerado una persona vanidosa, pero tal vez lo sea)
- No poder comer (uno de los efectos secundarios es la dificultad para tragar y juro que no me he saltado ni una comida en toda mi vida)

• No poder ir a Zumba durante 4-6 semanas ni hacer mucho ejercicio. La Zumba es mi vía de escape del estrés, mi terapia, mi forma de salir de casa (trabajo desde casa), mi manera de socializar, mi momento de diversión y felicidad que espero con ilusión al menos 4 noches a la semana

Únete a Un Programa Que Funcione Para ti y Síguelo

Llevo unos 22 años con Weight Watchers y puedo asegurar que funciona de verdad. Funciona tanto si quieres perder peso como si quieres mantenerlo. Me encantan muchísimas cosas de Weight Watchers, y he hablado de muchas de ellas al escribir (y con cualquiera que quiera escuchar). Lo que más me gusta es que puedes comer lo que quieras siempre que te mantengas dentro de tu presupuesto de puntos. Si buscas un plan para perder peso que puedas seguir a largo plazo, Weight Watchers es la solución. Está científicamente probado que las dietas restrictivas no funcionan, y con Weight Watchers no hay alimentos prohibidos.

He reflexionado mucho sobre otros planes para perder peso, los he investigado y explorado a fondo, así que pregunto: ¿De verdad se puede renunciar a los carbohidratos para siempre? ¿De verdad se puede comer solo dos veces al día para siempre? ¿De verdad se pueden seguir esos otros planes restrictivos (SlimFast/Shakeology: un batido como comida o sustituto de comida, o nada de azúcar ni fruta, etc.) para siempre? ¿Puedes eliminar por completo o intentar evitar a largo plazo lo que te recomiendan esos planes? Si puedes, ¡enhorabuena! Yo no puedo. Weight Watchers me funciona y es lo que mejor me sienta porque prácticamente vivo a base de carne y carbohidratos. La dieta Atkins me iría de maravilla si no fuera por la parte baja en carbohidratos. Lo mismo ocurre con la dieta cetogénica. ¿De verdad se puede comer esas comidas preenvasadas para siempre, como NutriSystem o Jenny Craig?

Probablemente podrías decir lo mismo de cualquier dieta, plan para bajar de peso o restricción alimentaria (o cualquier término que no te resulte desagradable) que me iría de maravilla si no fuera por "lo que sea." ¡No tienes que decir eso de Weight Watchers! Weight Watchers me funciona porque mi dieta es un desastre (¿un trabajo en progreso?). No como fruta y muy pocas verduras. Excepto la lechuga y las patatas, cualquier verdura que como tiene que estar triturada hasta que quede completamente suave. Creo que mi batidora solo tiene las funciones de puré y licuar. Las personas deciden comenzar un plan o programa para bajar de peso por muchas razones diferentes: quieren entrar en un vestido de novia, quieren verse bien para un evento especial específico, quieren volver a usar ropa vieja que guardaban, quieren intentar evitar tomar medicamentos o un diagnóstico médico o simplemente mejorar su salud en general.

Recuerda Por Qué Lo Haces
Además de estos beneficios, existen muchas ventajas científicas al perder peso.

1. Reduce el riesgo de diabetes: el sobrepeso aumenta el riesgo de padecer diabetes tipo 2, siendo 20 veces más probable en personas con un IMC superior a 35.

2.   Mejora el sueño y la energía: perder peso mejora la respiración y la apnea del sueño. Dormir mejor por la noche aumenta la energía durante el día. La actividad física puede ayudarte a dormir mejor. Dormir más favorece la pérdida de peso al disminuir el azúcar en sangre, la presión arterial y el apetito.

3.   Reduce la presión arterial: las investigaciones demuestran que perder el 5 % del peso corporal puede normalizar la presión arterial.

4.   Un corazón más sano: el exceso de grasa provoca colesterol alto y, combinado con una alta inflamación, crea un entorno propicio para la formación de placa que obstruye las arterias.

5.   Menor riesgo de cáncer: el exceso de peso corporal contribuye a aproximadamente el 12 % de todos los cánceres.

6.   Mayor interés en el sexo: ¿te interesa? El sobrepeso puede afectar el flujo sanguíneo, los niveles hormonales y otras

funciones clave para el deseo sexual. Se ha demostrado que perder peso mejora la libido y la capacidad de alcanzar el orgasmo. ¡Genial!

7.   Menos dolor en las articulaciones: reducir la grasa corporal disminuye la presión física sobre las articulaciones, y no solo las rodillas. El dolor puede aparecer en las articulaciones de todo el cuerpo.

8.   Mejor estado de ánimo: las tasas de depresión son el doble en personas con obesidad que en aquellas con un peso saludable. Los estudios demuestran que las personas que pierden el 5 % de su peso corporal se sienten, en general, más felices y con mayor autoestima.

Cuando bajas de peso, puedes revertir el impacto negativo que tiene en tu cuerpo, y esto sucede rápidamente. Los expertos dicen que perder tan solo el 5% de tu peso corporal puede marcar una gran diferencia. No soy experta, pero soy la prueba viviente de que esto es totalmente cierto. Cuando quedé embarazada, pesaba 93 kilos y terminé con diabetes gestacional. Aunque comencé mi proceso de pérdida de peso casi inmediatamente después de mi baja por maternidad de 3 meses, tardé bastante en empezar a bajar de peso porque tenía mucho que aprender sobre el control de las porciones, la elección de alimentos, etc. En fin, me diagnosticaron prediabetes (nivel de glucosa en sangre en ayunas entre 100 y 125 mg/dL; menos de 99 mg/dL es normal, más de 126 mg/dL es diabetes). Me esforcé mucho en mi proceso de pérdida de peso y comencé a ponerme en forma. En un año, mi nivel de glucosa en sangre en ayunas era de 99 mg/dL o menos, y se ha mantenido así durante más de 20 años. Para evitar la diabetes, y esto fue después de perder solo el 5% de mi peso corporal, que es lo que Weight Watchers recomienda como uno de los primeros objetivos que deberías fijarte.

Establece un Primer Objetivo Razonable
Cuando te unes a Weight Watchers, uno de los primeros objetivos que sugieren es perder el 5% de tu peso corporal. Si te propones perder el 5% de tu peso corporal (siempre que tengas esa cantidad que

perder), aquí tienes algunos consejos sobre cómo puedes lograrlo:

1. Empieza a llevar un registro: llevar un registro es la base del programa Weight Watchers por una buena razón: ¡funciona! Registrar lo que comes te ayuda a ser más consciente de tus elecciones alimentarias, reduce la probabilidad de comer sin pensar y te ayuda a ser más responsable.

2. Elige bien tu red de apoyo: cuanto más apoyo recibas de amigos y familiares, más probabilidades tendrás de perder peso.

3. Prioriza la actividad física: los investigadores han descubierto que ser activo es el factor que mejor predice quién mantiene el peso y quién no. Pequeños pasos pueden marcar una gran diferencia: sal a caminar 20 minutos, usa un monitor de actividad física para registrar tus pasos (ten una meta en mente), inscríbete en esa clase de ejercicio que siempre has querido probar.

4. Controla el estrés: puede provocar niveles más altos de cortisol y antojos de comida reconfortante. El estrés crónico puede dificultar la pérdida de peso.

5. Mejora tu sueño: cuando no duermes lo suficiente, tus niveles de la hormona del hambre, la grelina, aumentan y tus niveles de leptina disminuyen, lo que está relacionado con la sensación de saciedad. Sentirte cansado también puede dificultar la motivación para hacer ejercicio. Una de las mejores cosas que puedes hacer para dormir bien es tener un horario fijo, es decir, acostarte y levantarte a la misma hora todos los días (incluidos los fines de semana).

Comprométete Con Tu Proceso de Pérdida de Peso
Recuerdo una noche en que me sentía mal del estómago y tuve un accidente de camino a mi clase de Zumba. No quiero ser demasiado explícita ni dar demasiados detalles, ¡pero gracias a Dios por los protectores diarios! ¿Qué haces en estas situaciones? ¿Das la vuelta y te vas a casa? ¡Ni hablar! Seguí conduciendo hasta la clase de Zumba y fui directo al baño para ver qué pasaba. ¡Menos mal que no había nadie! Era un baño con un inodoro para una persona a la vez. Pensé que tal vez no era tan grave como creía. Pero en realidad era peor. Estaba muerta de vergüenza.

Probablemente debería haberme ido a casa. Terminé lavando mi ropa interior en el lavabo y guardándola en el bolsillo trasero de mi bolso. Lavé las manchas de mis leggings en el lavabo con agua y jabón y me los volví a poner. ¡Menos mal que mis leggings eran oscuros! Me aseguré de que el baño quedará impecable y fui a mi clase de Zumba. ¡Descubrí que me gusta Zumba sin ropa interior!

Soy como Michael Jordan, pero a un nivel normal. Él era extraordinario. ¿Cuántas veces estuvo enfermo o lesionado, pero volvió a la cancha y siguió adelante, esforzándose al máximo? ¿Cuántas veces fracasó, pero simplemente trabajó más duro y persistió? Hace años tuve un gerente de centro que organizaba reuniones semanales con todo el personal y transmitía muchos buenos consejos. Uno de ellos era: "No puedes ser grande si no estás presente. Primero tienes que estar ahí." Hablaba de la asistencia al trabajo, pero se aplica a muchas otras cosas en la vida. Tienes que ir al gimnasio o a tus clases de ejercicio. Cuando tenía sobrepeso y era sedentaria, me enfermaba constantemente: sinusitis, bronquitis, etc. Desde que bajé de peso y hago ejercicio con regularidad, casi nunca me enfermo.

Tienes que comprometerte con tu proceso de pérdida de peso. Tienes que ser constante y dedicado. Tienes que superar los obstáculos. No dejes que te detengan. Está bien fracasar, no solo una vez, sino repetidamente. Tienes que aprender de tus fracasos. Tienes que exigirte, desafiarte a ti mismo. Michael Jordan tiene muchas frases célebres, pero esta es la que siempre recuerdo: "He fallado más de 9000 tiros en mi carrera. He perdido casi 300 partidos. Veintiséis veces me confiaron el tiro ganador y fallé. He fracasado una y otra vez en mi vida." ¡Y por eso tengo éxito! ¡Sé como Mike! ¡Sin excusas! ¡Mi lema!

Acepta la Monotonía: La Rutina es tu Aliada
Si alguna vez tuviera que estar bajo vigilancia (sí, he visto demasiadas películas y leído demasiadas novelas policíacas), ¡pobres de esos tipos! ¡Se aburriría hasta las lágrimas y estarían listos para renunciar!

Día 1, domingo: la persona en cuestión duerme hasta tarde, ya que entre semana se levanta entre las 4:30 y las 5 de la mañana para ir a trabajar. Se levanta entre las 8:30 y las 9 de la mañana, se ducha y realiza algunas tareas de aseo personal adicionales (imagínense), separa la ropa para lavar y pone una lavadora. A las 10 de la mañana, llama a su madre y charla con ella mientras prepara el desayuno familiar de siempre. Todas las semanas hay huevos revueltos con tocino (porque a su hijo no le gustan los huevos ni la carne para el desayuno de otra manera). Varían entre waffles, panqueques y tostadas francesas. Después del desayuno, guarda las sobras y los condimentos, y ordena la cocina. y finaliza la lista de la compra. Entre las 11:30 y las 12 del mediodía, va a Walmart, compra todo lo que necesita y paga. Guarda la compra. Se asegura de completar su objetivo diario de pasos caminando dentro o fuera de casa. Guarda la ropa para lavar. Alrededor de las 2 de la tarde, compra Pepsi Light y chips de pita y se sienta a leer su última novela de misterio. Alrededor de las 5 de la tarde, prepara la cena. Después de cenar, guarda las sobras, lava los platos y limpia la cocina. Lee o ve una película, prepara su ropa para el trabajo, pone la alarma y se acuesta alrededor de las 9 de la noche, lee durante unos 30 minutos y se duerme.

Día 2, lunes: la persona se levanta entre las 4:30 y las 5:00 con la alarma y se ducha. Después de arreglarse, baja, llena su botella de agua de 950 ml, toma su barrita Fiber One, sus pastillas matutinas y vuelve a subir para empezar a trabajar. Trabaja hasta las 10:30 u 11:00 aproximadamente y luego hace una pausa para almorzar. Siempre toma Pepsi Light y chips de pita, generalmente con algún tipo de proteína: carnitas, pollo a la plancha o un huevo. Mientras come, revisa su correo electrónico del trabajo y los mensajes instantáneos, sus correos personales, Facebook y Messenger. Mientras come los chips de pita, lee la novela de misterio que está leyendo. Después del almuerzo, sigue trabajando hasta las 16:00 o 17:00. Se asegura de completar su objetivo diario de pasos caminando dentro o fuera de casa. Calienta las sobras para la cena y toma sus pastillas nocturnas. Los lunes por la noche asiste a dos clases de Zumba: a las 17:30 y a las 19:00. Después de las clases de Zumba, la protagonista se ducha, toma sus pastillas para dormir, prepara su ropa para el trabajo, pone la alarma y se acuesta sobre las 9 de la noche, lee unos 30 minutos y se duerme.

Bueno, disculpen si les aburrió, pero ese no era el propósito de la historia. El propósito era hablar de la importancia de las rutinas y la constancia. Quien va despacio y con constancia llega lejos. Las rutinas y la constancia dan resultados.

Habrá desviaciones de tus rutinas, y eso es normal, incluso necesario. Simplemente intenta mantener tus rutinas y tu constancia siempre que puedas, tantos días como sea realista, en tantas comidas como sea realista, en tantos eventos como puedas. Convierte estas rutinas en la norma, sabiendo que habrá excepciones, y permítete disfrutarlas sin remordimientos. ¡También puedes tener un mal día sabiendo que mañana tendrás otra oportunidad! ¡Intenta siempre empezar cada día con el pie derecho !

Las Fiestas te Van a Desestabilizar, Al Menos un Poco. Prepárate.
Todos tenemos una época del año que se nos hace difícil en cuanto a la alimentación y el ejercicio. La

mayoría diría que es entre Acción de Gracias y Año Nuevo, y sin duda es una época complicada. De alguna manera, logro mantenerme en buena forma durante ese tiempo. La época del año que me cuesta más es la primera semana de febrero. Como vivimos en Utah, hemos empezado a celebrar el Día de la Candelaria el 2 de febrero. Tiene mucha historia y significado religioso, pero nosotros lo usamos como excusa para comer tamales. El 5 de febrero es mi cumpleaños y solemos celebrarlo saliendo a cenar con algún postre.

Luego viene la Super Bowl. Para mí, el Super Bowl no se trata solo del partido. Se trata más de la compañía, la comida, el himno nacional, los anuncios y el espectáculo del medio tiempo. Por alguna razón, siempre siento que debería haber totopos con salsa para el Super Bowl: salsa con totopos, crema agria y cebolla con papas fritas, o ambas. Cuando vivía en Delaware, tenían una crema agria y cebolla buenísima. No la venden en Utah y la extraño mucho. Para mí, siempre debería haber pollo con diferentes salsas para el Super Bowl. En resumen, comida chatarra alta en calorías que obstruye las arterias.

Williams

Luego viene el Día de San Valentín. Compro muchos dulces y preparo bolsitas de San Valentín para mis chicos, cena, pero últimamente hemos empezado a pedir pizza en forma de corazón en casa. A veces compro dulces y casi siempre termino comiéndolos. Y finalmente, llega el fin de semana del Día de los Presidentes. A veces salir de la ciudad dificulta seguir con mi plan de pérdida de peso y mi rutina de ejercicios. Si no salimos, es como un fin de semana normal con un día libre extra. Diría que me esfuerzo por seguir mi plan de ejercicio durante todo el tiempo, incluso haciendo un poco más si puedo. Me centro en una comida a la vez y procuro seguir mi plan en la mayor cantidad de comidas posible. Todos los eventos que mencioné son para celebrar con familiares y amigos, y quiero disfrutarlos todos sin subir mucho de peso ni retroceder en mi progreso. Me encanta la comida y me encanta comer. Solo necesito encontrar un equilibrio.

¡No Olvides el Pastel de Cumpleaños!
Sé que he mencionado que una de las mejores cosas de Weight Watchers es que no tienes que

renunciar a ningún alimento ni grupo de alimentos. Puedes comer lo que quieras siempre que te mantengas dentro de tu presupuesto de puntos diario y semanal. Y para confirmarlo con pruebas reales, recibí un correo electrónico de Weight Watchers el día de mi cumpleaños (5 de febrero) que decía: ¡Feliz cumpleaños, Kristie! Celebra tu día especial con pastel, risas y amigos. ¿Ya mencionamos el pastel? Ningún cumpleaños está completo sin él. Si eso no es una confirmación y una prueba, ¡no sé qué lo sea! Apuesto a que no se supone que se coma pastel en la dieta cetogénica, Atkins, etc. No se me ocurre otro plan o programa para bajar de peso que permita y fomente comer de todo, ¡sin restricciones! Weight Watchers no sabe que estoy escribiendo esto y no me pagan por esta publicidad gratuita. ¡Funciona!

Formar Nuevos Hábitos Lleva Tiempo: Usa Recordatorios

¿A alguien más le cuesta a veces consolidar un nuevo hábito o recordar hacer algo? Hace aproximadamente un mes, empecé a tomar una pastilla al mediodía todos los días. Es para el dolor, así que uno pensaría que me acordaría, pero no. Durante varios días, se me olvidaba por completo hasta que llegaba la hora de la siguiente dosis, empezaba a dolerme o un par de horas después. ¡Tuve que poner un recordatorio diario en el móvil! ¡Y todavía lo uso! ¿Lo conseguiré alguna vez sin recordatorios? Se supone que se necesitan 21 días para formar un hábito, pero las investigaciones han demostrado que es solo un mito. En un estudio publicado en el European Journal of Social Psychology, los investigadores descubrieron que se necesitan una media de treinta días para que un nuevo comportamiento se convierta en hábito. Así que, con esa nueva rutina de ejercicio que acabas de empezar o con ese nuevo plan para perder peso, ten paciencia, date tiempo.

Mientras recopilo temas para escribir, guardo las ideas como recordatorios en mi teléfono a medida que se me ocurren para no olvidarlas. Hace un par de semanas, puse un recordatorio para escribir sobre el lugar al que empecé a ir a clases de Zumba los miércoles por la noche y otros días sueltos. Aquí están las notas que tomé: Ole Nutrition: ambiente, personal, batidos de proteínas.

He estado trabajando en mis ideas y planeaba escribir sobre ello esta noche. ¡Qué casualidad que sea miércoles! Y justo hoy tuve una experiencia aún más increíble allí. Desde el primer día, y todos los días que he ido a Ole Nutrition, el personal, compuesto por un matrimonio y dos chicos jóvenes, me ha saludado por mi nombre y me ha hecho sentir bienvenida. Siempre sonríen y me hablan en inglés o español, como si estuviéramos practicando entre nosotros. Empecé a ir allí porque seguía a una de mis instructoras favoritas, Erika Leon.

Lo que he aprendido es que el grupo de mujeres, junto con Chris, Erika y el personal, crean un ambiente divertido, respetuoso y lleno de energía que te hace querer volver. He ido a muchos centros Herbalife para hacer Zumba, pero este es, sin duda, el mejor. Además, preparan el mejor batido de proteína de chocolate que he probado en cualquier Herbalife. ¡Está tan rico como un batido de esos que te puedes encontrar en un restaurante de hamburguesas o de comida rápida, pero saludable! Esta noche fue muy especial porque estaba decorado para el Día de San Valentín, todos vestían de rojo y Erika le dio a cada persona una bolsita de dulces. Eva les dio a todos una dona saludable de Herbalife. Chris y su mamá les dieron a todos un trozo de tarta casera y Erika hizo una rifa de camisetas de Zumba y otras cosas, con suficientes artículos para que todos pudieran ganar algo. Fue muy lindo.

¡Es Hora De Empezar!

Aprovecha la Presión Social

La presión social es real y se manifiesta en muchos aspectos de la vida, incluyendo el camino hacia la pérdida de peso y el bienestar físico. A veces es difícil mantenerse firme y ser fuerte ante la tentación de una comida que te encanta o una actividad que afecta tu rutina de ejercicios y que incluye comida, como un doble golpe. Soy una persona muy sociable, pero en ocasiones he tenido que ser menos sociable para cumplir con mi plan y mis objetivos. Me he perdido muchos eventos y actividades y he hecho muchos sacrificios, pero por mi bienestar personal. Creo que ha valido la pena y seguirá valiendo la pena. A veces, la familia puede ser la peor tentación o presión, especialmente si no están en el mismo camino que tú. Normalmente estoy concentrada y logro mis objetivos de lunes a viernes, pero no tanto los sábados y domingos.

Estoy trabajando en ello, pero soy mucho más vulnerable los fines de semana y a menudo cedo a la tentación de comer cosas que intento evitar, e incluso como en exceso. Los viernes por la noche pedimos comida para llevar y, cuando le toca elegir a otra persona, suele ser pizza o hamburguesas con patatas fritas.

La Perseverancia es Clave

Una noche antes de mi cirugía, conducía 20 minutos desde casa para mi pesaje mensual de Weight Watchers y estaba muy nerviosa. ¿Marca bien la báscula? ¡Qué calor hace ya y solo son las 8:30 (26 grados)! ¿Me siento con fuerzas para ir a clase de Zumba hoy? Descubrí que el dolor en el brazo se debía a dos nervios muy pinzados en el cuello, y entre la medicación y el síndrome del intestino irritable, tenía el estómago revuelto. Además, me palpitaba el brazo izquierdo, pero tenía muchas ganas de ir. Si iba a Zumba, ¿debería apuntarme a la clase de Rocío o a la de Diana? Me decía a mí misma: ¡Tú puedes! ¡Ve! No falto al trabajo a menos que sea absolutamente imposible.Me levanté de la cama. La última vez que falté al trabajo fue por mi baja de maternidad y mi hijo tiene 24 años. Me pasa lo mismo con mis clases de Zumba. No falto de lunes a jueves a menos que haya un evento ineludible o una emergencia. He ido al trabajo y a Zumba con dolor y sintiéndome mal, y seguiré haciéndolo mientras pueda. No siempre iba los sábados, pero hoy quería ir. Este es mi diálogo interno habitual para motivarme a cumplir mis promesas.

Haz Cosas Divertidas y Locas de Vez en Cuando
Antes comentaba que me digo a mí misma que soy una experta en Zumba, y la verdad es que hago lo mismo cuando voy de excursión. Sea cierto o no en ese momento, o en las horas que dure la clase o la caminata, me lo creo. En las caminatas me motiva y me impulsa a seguir adelante. La mayoría de las caminatas tienen un destino o una recompensa: una vista, una cascada, un lago, o simplemente la caminata en sí misma, con su paisaje, flores silvestres, fauna y flora. Es gratificante esforzarse para llegar al destino y regresar tras completar la excursión. Algunas caminatas son bastante difíciles debido a la longitud o el desnivel. Nada me motiva

más, sobre todo cuesta arriba, que mi voz interior diciéndole: ¡Eres una campeona!

¡Tú puedes! ¡Mira a toda la gente que estás adelantando!" No sé si soy una campeona en algo, pero en mi mente lo soy, y eso es todo lo que necesito, especialmente después de un kilómetro y medio de bajada y con la empinada subida de vuelta por delante. Prefiero las caminatas con mayormente cuesta arriba a la ida y cuesta abajo a la vuelta, para hacer primero el esfuerzo más duro. Inevitablemente, me caigo caminando (ver historias sobre mis numerosas caídas), e incluso entonces, mientras me levanto y sigo adelante, me digo: "¡Mírate! ¡Eres una campeona! Te caíste, te lastimaste, te levantaste y seguiste adelante." También me digo a mí misma: ¡cuando vuelvas al coche, hay una Pepsi Light bien fría en la nevera portátil!

Tengo un amigo de México que quizá sea tan ridículo e irrealista como yo, pero me ha ayudado a tachar cosas de mi lista de deseos y me ha vuelto más espontánea, algo totalmente inusual en mí. Me ha ayudado a convertir algunos de mis objetivos y sueños en realidad, y hemos hecho cosas increíbles, divertidas y un poco locas juntos. No sé qué tiene que ver esto con perder peso y ponerme en forma, pero quizá encuentre alguna conexión.

Aquí les cuento algunos ejemplos. Durante unos 20 años o más, soñé con ir a la Fiesta de Globos Aerostáticos de Albuquerque, Nuevo México. Le conté a mi amigo con meses de anticipación y le comenté que habíamos ido a algunos eventos locales más pequeñas, pero que yo realmente quería ir. Así que el viernes por la tarde, antes de que comenzara la Fiesta de Globos el sábado por la mañana, decidimos ir. Empacamos todo, imprimimos los boletos que habíamos pedido en línea y ¡nos pusimos en marcha! Manejamos toda la noche, turnándose, y llegamos al evento justo cuando abrían las puertas a las 4:30 a. m. Nos cambiamos de ropa en el auto y fuimos a todas las actividades de la mañana, que fueron increíbles, pero terminaron alrededor de las 8:30 a. m. Las actividades de la tarde no comenzaban hasta las 5:30 p. m., así que teníamos mucho tiempo libre. Encontramos un excelente lugar para desayunar llamado Weck's, fuimos a ver el Río Grande, un parque, el casco antiguo, etc. Regresamos a la Fiesta de Globos para disfrutar de todas las actividades nocturnas, incluyendo los impresionantes fuegos artificiales del final. ¡Y entonces se acabó y no teníamos dónde quedarnos! Durante la Fiesta de los Globos, todos los hoteles costaban al menos el doble de lo normal y estaban llenos. Así que emprendimos el regreso a casa. Finalmente, después de unas horas, encontramos un motel barato con una habitación libre en un pueblo llamado Cuba. Nos levantamos a la mañana siguiente, pedimos una recomendación para desayunar, comimos en un lugar increíble llamado Presciliano's y ¡nos fuimos a casa!

Mi amigo mexicano y yo somos fans de Daddy Yankee. Muchas de sus canciones forman parte de todas las clases de Zumba a las que he ido. Estaba dando un concierto de despedida por Estados Unidos, pero no iba a pasar por Salt Lake City. La ciudad más cercana donde iba a tocar era Las Vegas. Las entradas eran bastante caras. Dudamos mucho sobre si ir o no. El viernes por la noche decidimos ir al concierto el sábado. Reservé las entradas. Nos levantamos temprano el sábado por la mañana, condujimos hasta Las Vegas (unas 6 horas), fuimos a los outlets North Premium (nos encanta ir de compras a outlets y encontrar ofertas , y siempre digo que soy la reina de Under Armour), comimos en Tacos El Gordo (tienen los mejores tacos al pastor), fuimos a los outlets South Premium, nos cambiamos de ropa y nos refrescamos en el baño del outlet, y luego fuimos al concierto. ¡El concierto fue increíble! ¡El mejor concierto al que he ido hasta ahora! Después del concierto, recorrimos las calles en coche y volvimos a casa. Estos son solo dos ejemplos. Hay varios eventos más y uno importante a finales de año.

Controla tu Estrés

El estrés puede afectar la cantidad y la calidad de tu sueño. Todas las recomendaciones apuntan a minimizarlo. Para la mayoría, es más fácil decirlo que hacerlo. El estrés puede provenir del trabajo, la familia, los amigos, las relaciones, las situaciones, la salud y muchas otras cosas. Entonces, ¿qué puedes hacer para limitarlo? Mi clase de ejercicio

(Zumba) es un gran alivio para mí y esa es una de las razones por las que voy tantos días a la semana como puedo. Hago todo lo posible por no faltar a clase de lunes a jueves por la noche. Intenta no preocuparte ni estresarte por cosas que no puedes controlar. Esto es algo difícil para mí, en lo que todavía estoy trabajando. La verdad es que no entiendo qué quiere decir la gente cuando dice que no me tome las cosas tan en serio o tan personalmente. Es como decir que debería dejar de ser yo misma o dejar de respirar. Son cosas en las que estoy trabajando personalmente, así que no creo que pueda ser de mucha ayuda. Lo siento. Supongo que diría que intentes estar lo más sano posible en todos los sentidos, cuídate, haz cosas para ti, priorízate. Otra forma de aliviar el estrés para mí es estar en la naturaleza, hacer senderismo, tomar fotos y contemplar el paisaje. Es especialmente bueno en lugares sin cobertura móvil, donde puedes desconectar por completo sin interrupciones ni distracciones y disfrutar plenamente del paisaje. Encuentra algo que te ayude a aliviar el estrés y hazlo tan a menudo como puedas. ¡Y no me refiero a comer! Comer puede ser un agradable alivio para el estrés, pero no te ayudará a perder peso (todo lo contrario, y de hecho puede generar más estrés por razones obvias). ¡Y comer por estrés no suele ser brócoli-zanahorias o calabacitas tiernas! Más bien, patatas fritas o un bote entero de helado, como en las películas.

Ensaya Mentalmente Para Prepararte Para el Ejercicio y Una Alimentación Saludable (Incluso en Un Día Cualquiera)

Otro consejo muy importante para el éxito es estar preparada. Antes de empezar a trabajar desde casa hace unos siete años, y durante todos los años que fui a Curves, preparaba una bolsa con mi ropa de entrenamiento y la llevaba a la oficina. El objetivo era ir a Curves los lunes, miércoles y viernes, o al menos tres días a la semana. Iba justo después del trabajo para no tener excusas. Nada de ir a casa, nada de poner la lavadora, nada de sentarse a ver la tele ni decirse a uno mismo que no le apetece ir al gimnasio esa noche. Ahora que trabajo desde casa y mis entrenamientos son más tarde, usó mi ropa de entrenamiento como atuendo diario. Hay algunas excepciones: si tengo una videollamada, si voy a la oficina o si tengo una comida de negocios, que son raras. Así que, después de ducharme y vestirme por la mañana, ya estoy lista para Zumba y con la mentalidad adecuada. También estoy listo para dar un paseo corto a la hora del almuerzo o entre reuniones si el tiempo lo permite. Para el almuerzo, suelo comer pollo a la plancha, huevos o carnitas precocinados de lunes a viernes. Para la cena, suelo comer pollo a la plancha o huevos precocinados al menos de lunes a jueves. Otra forma de asegurarme de estar preparado es llevar conmigo una botella de agua, otro vaso o una pequeña nevera portátil con botellas de agua y/o refrescos dietéticos y una buena botana a donde quiera que vaya. Puede que solo vaya de compras un par de horas o que esté de excursión todo el día, pero intento estar siempre preparado. Si no lo estoy, acabaré en una gasolinera o en un restaurante de comida rápida tomando malas decisiones (imagínate un dona o un muffin, una hamburguesa con patatas fritas o quién sabe qué) de las que probablemente me arrepentiré después. Así que intenta estar preparado para tus entrenamientos y para comer, y evita excusas para faltar al gimnasio o para elegir mal la comida o bebidas azucaradas.

Es Normal SentirFrustración a Veces

¿Me frustro, me irrito, me dan ganas de tirar la báscula por la ventana, rendirme y comerme una galleta gigante de chocolate? ¡Claro que sí! ¿Me rindo o me como la galleta en ese momento? ¡Para nada! Me permito ese momento (normalmente solo unos minutos, a veces más) y luego lo superó y sigo adelante. Me comprometo de nuevo con el objetivo y trato de encontrar la manera de mejorar hoy y la próxima vez que me pese. Recuerda que me peso varias veces al día. Es un proceso y un cambio de estilo de vida. Un día a la vez, con la oportunidad de empezar de nuevo cada día. Habrá días para celebrar, días para reflexionar, días para frustrarse. Habrá días en los que planees comerte una galleta gigante de chocolate o cualquier otro capricho que te apetezca, pero no dejes que sea el día en que estés muy frustrada y quieras gritar, rendirte y comer.

En esos días, debes mantenerte firme en tu fuerza de voluntad y en tu compromiso con tu plan.

No te rindas en esos días. Permítete disfrutar del momento, sea cual sea, y luego sigue adelante. A veces, en días como estos, cuando no estoy contenta con el número en la báscula, me pongo los tenis , los audífonos y salgo a caminar, escucho música y reflexiono, pienso, respiro. Quiero dejarlo bien claro: nunca he seguido una dieta súper estricta en todos los años (más de 20) que llevo en este camino. Lo que he hecho es intentar elegir mejor los alimentos y reducir su consumo en general. Como ya he dicho, no me gustan nada las frutas ni las verduras. Weight Watchers te enseña, mediante su sistema de puntos, qué alimentos son mejores para ti, calculando un valor en puntos para cada uno. Así que mi éxito se debe a evitar los alimentos con muchos puntos la mayor parte del tiempo, controlar las porciones y hacer ejercicio.

Siempre he hecho algún tipo de ejercicio, incluso antes de empezar mi proceso. Supongo que siempre he sido una persona activa, incluso cuando tenía mucho sobrepeso. En mi peor momento, salía a caminar escuchando música, jugaba a los bolos en una liga y tomaba clases de baile country. Viví en un apartamento durante algunos años que incluía un pequeño gimnasio, y solía ir allí a probar las máquinas. Conocí a un buen amigo que trabajaba allí por las tardes, después de regresar de su trabajo en la Base Aérea de Dover. Seguimos siendo amigos, aunque es difícil mantener el contacto con él porque se muda constantemente a diferentes estados. Siempre me ha intrigado. Nació en Chile, lo conocí en Delaware y lo visité en California, Illinois y Washington. Ahora vive en Texas, pero aún no lo he visitado allí. Antes de empezar mi proceso, investigué, hablé con compañeros de trabajo y probé muchas cosas diferentes. Conozco personas que se han sometido a cirugías como la reducción de estómago, la banda gástrica, la cirugía bariátrica y otras para bajar de peso. Conozco a una persona que subió de peso a propósito para poder someterse a una de estas cirugías. Conozco a un par de personas que han tenido éxito después de operarse y a una que recuperó casi todo el peso perdido unos años después.

Conozco a una vecina que no tenía sobrepeso, pero viajó a México para someterse a algún tipo de procedimiento para bajar de peso y ahora está increíblemente delgada. Yo digo que hagas lo que te funcione. Consideré todas estas opciones antes de empezar, pero decidí que quería hacerlo con dieta y ejercicio. ¡Juro que siempre tengo que hacer todo por las malas! Tenía mis razones, como que incluso con mi peso máximo no tenía suficiente sobrepeso para poder operarme. Supongo que fue una bendición. No tenía sentido para mí subir más de peso para poder operarme. Además, algunas de las restricciones después de algunos de esos procedimientos no me convencían. ¿¡Que no se pueden tomar refrescos después!? Que yo sepa, la Pepsi Light tiene gas. ¿O que no se puede comer azúcar después? El helado, las galletas, las donas, los muffins y todo tipo de chocolate tienen azúcar. Pasteles, magdalenas, barras de chocolate, caramelos, etc.

¡Ríanse! Es Medicina Para el Alma

El humor y el sarcasmo son una parte fundamental de mi vida. Mi familia siempre encuentra la manera de sacarle el máximo provecho a cualquier situación, por desagradable que sea, y también de encontrar algo de qué reírse o ser sarcásticos. Una de mis historias familiares favoritas surgió durante los preparativos del funeral de mi abuelo. Estábamos todos devastados cuando falleció. Él y mi abuela habían estado casados más de 50 años, vivieron en la misma casa toda mi vida y eran los pilares de nuestra familia. Fuertes y leales, siempre presentes para todos nosotros.

Así que estábamos todos en casa de mis abuelos: yo, mi padre, mi hermana, mi tía, dos tíos y mi abuela. Mi abuela decidió que quería enterrar a mi abuelo en pijama y bata. Así que empezó a traer batas de su habitación a la sala, donde estábamos todos sentados. La primera que sacó fue una bata larga de felpa color crema. Mi tío dijo que no, que la odiaba. La segunda fue una bata corta de seda color burdeos con ribete negro. Mi padre dijo que no, que era de Hugh Hefner. Mi otro tío dijo: "¡Vaya, viniendo de un hombre con un suéter de Freddie Krueger!" Todos miramos y, efectivamente, ¡mi papá llevaba un suéter idéntico al de Freddie Krueger! El tercero que sacó era uno largo de cuadros verdes y todos coincidimos en que ese era el indicado. Entonces alguien dijo: "Tal vez mi tía, ¿y la ropa interior?" Alguien sugirió calzoncillos blancos ajustados. Yo dije: "Bueno, podría ir sin ropa interior", y mi otro tío preguntó: "¿Qué es ir sin ropa interior?" Y todos coincidimos: "Ninguna, absolutamente nada de ropa interior." Así que, incluso en un momento triste, encontramos la manera de ser sarcásticos y reírnos.

También me encanta ver monólogos de comedia y películas cómicas. Mi favorito antes era Eddie Murphy. Ahora, mis favoritos son Gabriel Iglesias (Fluffy) y Leanne Morgan. En el cine, Jim Carrey y Melissa McCarthy son mis preferidos.

No te Avergüences de Nada, Nunca
Avergonzarse nunca es la solución. Al regresar a casa después de un viaje de negocios a Chicago de martes a jueves, podría centrarme en lo que podría haber hecho, lo que habría hecho, lo que debería haber hecho. Podría centrarme en todo lo que comí de más. Podría centrarme en todo el ejercicio que no hice. En cambio, me centro en lo bien que lo pasé, en lo genial que fue ver y conectar con gente a la que solo veo un par de veces al año, si tengo suerte. Me centro en retomar mi rutina en cuanto aterrice este avión. No comeré de más ni elegiré comida chatarra para cenar esta noche e iré a clase

de Zumba. Sí que comí de más en este viaje. El martes por la noche salimos a cenar para celebrar mi 35.º aniversario de servicio y comí una arepa, una empanada, pan plano, bistec de falda, papas, donas calientes con chocolate, pastel de chocolate y helado. ¡Estaba delicioso!

El miércoles desayuné en el Embassy Suites. Comí una tortilla de jamón y queso con un huevo, tostadas de trigo integral, unas papas para el desayuno y un muffin pequeño de doble chocolate. Me regalaron un pastel enorme, hermoso y delicioso por mi 35.º aniversario de servicio, del cual me comí un pedazo enorme. Para el almuerzo comí dos rebanadas pequeñas de pizza delgada y una galleta con chispas de chocolate. Salimos a cenar y me comí lo que parecieron dos canastas llenas de totopos con salsa y un tamal de cerdo. Hoy intenté controlarme. Desayuné lo mismo que ayer, pero sin el muffin y con menos papas para el desayuno; no almorcé y cené pollo a la parrilla con chips de pita. Podría sentirme mal y deprimirme, pero ¿para qué? Disfruté muchísimo la comida y las actividades.

Soy responsable y acepto mis decisiones. Mañana es un nuevo día. Déjalo atrás. Sigue adelante. Mira hacia el futuro. Vuelve a empezar. Si necesitas mirar atrás, concéntrate en algo positivo. Cumplí con mi objetivo mínimo de pasos diarios. Subí por las escaleras en lugar de usar el ascensor todo el tiempo. Bebía agua a diario. Intenté controlar mi consumo de alimentos y bebidas. Comí pizza de la más delgada en lugar de la pizza estilo Chicago. No comí caramelos Nerds, aunque los tuve delante todo el tiempo.

El 29 de septiembre de 2023 decidí conscientemente no lograr mi racha de 422 pasos diarios consecutivos. Llevaba 6009 de mi objetivo de 12 650 pasos diarios. Había sido un día largo. Mi hijo y yo tomamos el vuelo nocturno a Filadelfia para sorprender a mi padre por su 75.º cumpleaños. Fuimos a almorzar al Smyrna Diner en Delaware, pasamos un rato en casa de mi padre, fuimos a Costco a comprar un pastel, cenamos para celebrar su cumpleaños y volvimos a pasar un rato más en su casa. Planeamos ir en grupo al Museo Nacional de Historia Natural Smithsonian en Washington D. C. al día siguiente a las 9:30 a. m.

Eran más de las 10 p. m. y llevaba más de 34 horas despierto. Me habría llevado más de 40 minutos caminar los 6641 pasos que me faltaban, así que decidí que no pasaba nada si no lograba terminar mi racha de pasos e irme a dormir. Aunque mi racha de pasos era muy importante para mí, al igual que todas mis metas, rutinas y constancia, decidí dejarla de lado el resto del fin de semana y simplemente disfrutar y pasar tiempo con mi familia. ¡Y fue genial! ¡Lo pasé de maravilla!

Si Fallas, Vuelve a Intentarlo
Para cuando estaba en mi vuelo de regreso a Salt Lake City, ya estaba mentalmente preparada. Retomé mi meta diaria de pasos ese día. Me mantuve dentro de mis puntos de Weight Watchers. Fui a Zumba esa noche. Después de comer en exceso, casi no hacer ejercicio y preguntarme cuánto peso podría haber subido en ese viaje, volví a mis rutinas y a todas mis metas. No me arrepentí de las decisiones que tomé, ni buenas ni malas. Realmente no me decepcionó haber abandonado mi racha de pasos como pensé que me sentiría. Disfruté de muchísima comida deliciosa: pollo con

dumplings, pan, bistec, puré de papas, pastel de cumpleaños, pastel helado, papas fritas con salsa, pizza de pollo búfalo, pizza de pepperoni y un pretzel suave y caliente, pero no estuvo mal. Luego me concentré. Y aprendí una nueva actividad que me encantó: el juego de lanzar sacos de maíz. ¿Tal vez podríamos jugar en familia cuando lleguemos a casa?

Conozco a mucha gente que dice querer bajar de peso o empezar una rutina de ejercicio. A veces lo intentan y lo logran por un tiempo, pero vuelven a caer en la misma rutina después de unas semanas o meses. Conozco y veo a mucha gente en Zumba y en el gimnasio que se ejercita, pero en general no se ven más en forma ni más delgados. Se esfuerzan, o al menos lo intentan un poco. Tienen buenas intenciones, pero simplemente no lo consiguen.

Si dejas de hacer ejercicio, al retomarlo es como empezar de cero y no tardas en sentirte así. Si me voy de vacaciones una semana, al volver a mis clases de Zumba tengo que recuperar mi resistencia. Sudo más de lo normal y después de una o dos clases me duelen los músculos. Tengo mucha resistencia y no me duele si soy constante con el ejercicio. Hace poco tuve que dejar mis clases de Zumba durante cuatro semanas después de una cirugía de cuello. Y créeme, no quería porque me encanta y sabía cómo sería al volver. Llevo cuatro semanas de vuelta y ya casi estoy como antes, pero en muchas clases he tenido que parar o sudar muchísimo. Muchos días me dolían muchas partes del cuerpo y me dolían mucho los pies casi a diario.

Si alguna vez tienes que dejar tu rutina de ejercicio habitual, puede que pases por este periodo de readaptación. Lo mismo ocurre cuando pruebas un nuevo tipo de ejercicio que trabaja músculos que no habías ejercitado antes o de una forma diferente. Quizás incluso músculos que ni siquiera sabías que tenías. Un ejemplo que siempre me sorprende, porque hago ejercicio con mucha regularidad (camino al menos 8 kilómetros al día, hago Zumba durante una hora al menos 4 días a la semana, senderismo), es cuando voy a la oficina una vez al mes y subo las escaleras hasta el tercer piso. ¿En serio llego arriba jadeando?

Williams

*Si Fracasas Una y Otra Vez, Descubre Qué te Lo
Impide*

¿Qué los detiene? ¿Qué te detiene a ti? ¿No
sabes cómo empezar? ¿No entiendes que se trata de
un cambio de estilo de vida con un compromiso a
largo plazo? ¿Es algo más? Hay algunos dichos que
parecen clichés, pero que para mí son ciertos:
Puedes lograr cualquier cosa que te propongas.
Diría que lo que me frenaba era, en parte, la falta
de conocimiento. Es decir, no soy tonta. Comer
helado y galletas, o cualquier cosa en grandes
cantidades, no es bueno. Y todo el mundo conoce la
fórmula básica para bajar de peso: quemar más
calorías de las que se consumen. Pero lo que no
sabía y que aprendí con Weight Watchers es
cuántos puntos, según mi altura, peso, sexo y edad,
debería consumir cada día en función de las
calorías, las grasas saturadas, el azúcar y las
proteínas. Cuánta comida necesita realmente mi
cuerpo. Y eso fue solo la punta del iceberg para mí.
Aprendí sobre alimentación, ejercicio, medidas y
sustituciones. He leído y aprendido muchísimas
cosas a lo largo de los años y sigo leyendo,

aprendiendo, creciendo, investigando y probando cosas nuevas.

Algunos amigos y familiares me han comentado su deseo de bajar de peso y/o ponerse en forma, y los escucho y, si me lo piden, les doy sugerencias. Me pregunto qué los detiene. Personalmente, me he dado cuenta de que comía demasiada comida chatarra y no hacía suficiente ejercicio. Si aprendes sobre alimentación, eliges mejor tus alimentos o al menos reduces el consumo de alimentos poco saludables, o ambas cosas, y encuentras maneras de moverte más, lo lograrás. ¿Quizás las personas con las que hablo simplemente no están listas? Lo entiendo. Yo tampoco lo estuve durante mucho tiempo. ¿Tal vez no saben cómo empezar, por dónde empezar o por dónde empezar? Sinceramente quiero ayudar a todos. ¿Cómo puedo contactarte? ¿En qué puedo ayudarte?

Valora Más Tus Éxitos Que Tus Fracasos
Incluso después de más de 20 años, sigo teniendo contratiempos y decepciones. De alguna manera, tanto los éxitos como las decepciones me motivan,

pero de formas diferentes. El éxito me impulsa a seguir adelante. Las decepciones me enfadan, a veces me irritan, y eso me hace trabajar aún más duro. Ahora mismo estoy pasando por una etapa difícil y estoy intentando aclararme, reflexionar sobre mis acciones y asegurarme de ser honesta conmigo misma. Estoy en la perimenopausia o en la menopausia propiamente dicha. Tomo algunos suplementos para aliviar los síntomas. He subido un poco de peso. He estado sufriendo de dos nervios pinzados en el cuello que me causan dolor en el brazo izquierdo, desde el hombro hasta la mano. Recientemente he empezado a tomar dos medicamentos. Uno me produce estreñimiento y el otro me provoca aumento de peso y de apetito. De nuevo, he subido un poco de peso. ¿Mencioné que soy zurda? Hace poco hice un viaje de negocios y luego un viaje personal donde comí en exceso y me di muchos caprichos culinarios, como pastel.

Pero volví a casa y retomé mi plan de alimentación y ejercicio. El sábado pasado fui a Weight Watchers para mi pesaje mensual y tuve mi peor peso en tres años o más. Si bien todavía estoy 6 kilos por debajo de mi meta de Weight Watchers de 57 kilos, estoy 3 kilos por encima de mi meta personal de 48 kilos y he perdido 45 kilos. Fue inesperado. Según mi báscula de casa y la que suele marcar la de Weight Watchers, esperaba estar al menos 700 gramos por debajo y en línea con mi último pesaje, pero no fue así. También he tenido hinchazón abdominal intermitente y estreñimiento, si me entiendes. Además, últimamente he comido demasiados chips de pita varias veces y he perdido un poco el control.

Sin Excusas

¿Sabes qué? Me he hecho a la idea de "sin excusas." Podría culpar a la menopausia, a la medicación que tomo o decir que la báscula de Weight Watchers no es precisa, pero "sin excusas." Quizás algo de esto sea cierto y quizás no, pero lo importante es que no hay excusas. Tengo que seguir luchando por mis objetivos. Podría aceptar fácilmente todas las excusas y rendirme. "Bueno, tengo la menopausia, así que voy a engordar." "Bueno, la medicación que tomo me hace engordar y me da más apetito, así que voy a engordar." "Bueno, el dolor nervioso en el brazo es tan fuerte que tengo que dejar de hacer ejercicio, así que voy a engordar." ¡Pues no! ¡He trabajado demasiado y durante demasiado tiempo como para aceptar nada de eso! Voy a seguir mi plan de alimentación y ejercicio que me ha dado buenos resultados hasta ahora. Voy a dejar de comer en exceso y de abusar de los chips de pita. Voy a dejar de comer cuando no tengo hambre. Voy a controlar mejor las porciones y a mantenerme dentro de mis puntos diarios de Weight Watchers. Seguiré caminando y haciendo Zumba cuando tenga dolor. Si el dolor se vuelve insoportable, volveré a llamar al médico para ver qué puede hacer. ¡Voy a recuperar mi peso ideal para el próximo mes y para todos los meses siguientes! No quería bajar de peso solo por un tiempo. Quería bajarlo y mantenerlo para siempre.

Así que sabía que sería un proceso largo y continuo. Que podría dar un paso adelante y dos atrás muchas veces, y que tendría que aprender a aceptarlo. Tendría que estar abierta al cambio (no es mi fuerte) y dar muchos pequeños pasos en el camino. ¡Solo hay que empezar! Un pequeño paso, luego otro, y seguir adelante. He hecho muchos cambios y ajustes a lo largo de los años, y todavía tengo muchos que considerar.

Tienes que ser honesta contigo misma. No dura contigo misma, solo honesta. Tienes que responsabilizarte, pero sin ser demasiado dura. Como yo ahora mismo: conté una porción de las chips de pita de Stacy, sí, me la comí y luego fui a buscar la bolsa y perdí el control. Así es como se ve la responsabilidad para mí: reconocí lo que hice y anoté en mi aplicación de Weight Watchers cuántos puntos creo que eran. Pensé que no estuvo bien y que intentaría hacerlo mejor mañana, ¡y ya está! Sin darle vueltas, sin pensar que ya estaba, y definitivamente sin castigarme por ello. ¿Qué tal otro viejo cliché?: lo hecho, hecho está. No hay nada que pueda hacer al respecto ahora, a menos que quiera un problema nuevo. Sé amable contigo misma.

Sé Honesto Contigo Mismo: Reflexiona Sobre lo que Sucede en tu Interior

La reflexión es una parte fundamental de mi camino. Cuando tengo dificultades, dedico mucho tiempo a reflexionar y analizar la situación. Me repito constantemente que mi método me ha funcionado durante más de veinte años y que puede seguir funcionando. Quizás solo necesite un pequeño ajuste o un poco de paciencia. ¡Ja! Tal vez me he desviado un poco del camino, algo que me ha pasado varias veces, y solo necesito volver a centrarme. O quizás las circunstancias actuales están influyendo. Intento ser honesto conmigo mismo, aunque no me guste.

Circunstancias actuales: Tengo dos nervios pinzados en el cuello que me causan un dolor intenso en el brazo y el hombro izquierdos. Puede que tenga que operarme. Estoy tomando un medicamento con una larga lista de posibles efectos secundarios. Algunos de ellos son aumento del apetito, aumento de peso y estreñimiento. He estado comiendo demasiados chips de pita y, en algunas ocasiones, me he excedido. He subido 2,3 kilos. He perdido la regularidad intestinal. ¿Tiene todo esto que ver con la medicación o solo la estoy usando como excusa o profecía autocumplida? También me he sentido muy hinchada durante el último mes. Ya me había pasado antes y encontré un remedio y una rutina que me funcionaron durante un par de años, pero ¿quizás ya no? Tengo 55 años. ¿Será la menopausia? ¿O será la cantidad ridícula de Pepsi Light que he estado bebiendo? ¿Será que finalmente me ha pasado factura?

¿Serán mis hormonas, el síndrome del intestino irritable, la medicación? ¿Estará mi cuerpo experimentando cambios o ajustes? No sé con exactitud qué me pasa, pero estoy muy atenta. Observo todo y estoy lista para hacer los ajustes necesarios. ¡No quiero subir más de peso! ¡Ni siquiera tengo hambre en las comidas ni cuando como en exceso! ¿Será estrés? Lo único que pude decirme fue que seguiría adelante. Un día a la vez. Trabajar en cada problema e intentar mejorarlo. Trabajar en ello hasta solucionarlo. Me contuve de comerme todas las chips de pita, conté y comí una porción y luego fui a por la bolsa. Me detuve y me dije que no. Ese día, fue un éxito. Vería cómo iba todo mañana y pasado mañana, etc. Tampoco me permití comer ningún tentempié ese día. Lo pensé (la mente es poderosa), pero me dije: "Ni siquiera tengo hambre, ¿para qué comer algo? El almuerzo es dentro de dos horas."

Cosas Que Me Inspiran

Estaba revisando recetas, artículos y otras cosas que tenía guardadas en mi teléfono y me encontré con un artículo de enero de 2023 llamado "Consejos y experiencias de Weight Watchers." Ni siquiera recuerdo haberlo guardado, pero fue reconfortante y me dio confianza leer un artículo escrito por alguien que lleva en Weight Watchers tanto tiempo como yo (más de 20 años). Escribe sobre lo mismo que yo he estado diciendo y escribiendo, y además ha tenido éxito a largo plazo. Aquí están los consejos y experiencias que se compartieron en el artículo:

• WW es un estilo de vida, no una dieta; es una carrera de fondo. No es una solución rápida.

• No te prives de nada: si te privas, no podrás mantener este estilo de vida a largo plazo. Asegúrate de incluir tus caprichos favoritos.

• Intenta no comer después de la cena/ después de las 7 p. m.: personalmente, lo hago para ayudar con mi síndrome del intestino irritable y porque para bajar de peso es importante dejar de comer al menos tres horas antes de acostarte.

• Cuenta todo lo que te llevas a la boca; con el tiempo lo harás mentalmente, pero al empezar el programa, necesitas tener una buena idea de los puntos que realmente consumes. No tienes que hacerlo para siempre si no quieres. Después de veinte años, sigo registrando todo manualmente. Creo que es clave para mi éxito.

• Elige una opción saludable a la vez y repite el proceso: intenta que tu próxima elección sea saludable, y luego la siguiente. Esta es una buena estrategia a largo plazo.

• Si te desvías, retomala. Incluso si tienes un mal día, semana, mes o año y te excedes, simplemente vuelve a la rutina. Si vuelves a fallar, no te castigues. Simplemente sigue intentándolo.

• Date algo que esperar con ilusión: repitete a ti mismo que esperes hasta el día del pesaje y entonces podrás comer o beber lo que quieras si todavía lo deseas. Con el tiempo, he aprendido a recompensar con cosas que no son comida, como un libro nuevo o ropa deportiva.

• Ejercicio: El ejercicio te hace sentir bien. Te sentirás mejor y ganarás músculo, lo que te ayudará a quemar grasa y calorías. Haz lo que puedas, aunque al principio solo sea caminar alrededor de la manzana, y ve aumentando la intensidad poco a poco. Pero recuerda, esto es solo una pequeña parte del proceso. No creas que por hacer ejercicio puedes comer mucho más. A menudo subestimamos la cantidad de ejercicio que hacemos o los puntos que ganamos y subestimamos la cantidad de comida que ingerimos.

• La regla 80/20: cuando se trata de perder peso, la alimentación representa el 80% y el ejercicio el 20%. Perdí los primeros 18 kilos de los 45 kilos que perdí haciendo muy poco ejercicio. Recientemente me operaron del cuello y solo podía caminar para ejercitarme. Solo subí 1.5 kilos, lo cual es un milagro considerando lo que comía.

• No tengas miedo de usar todos tus puntos: en Weight Watchers, recibes puntos diarios y puntos semanales adicionales que puedes usar como y cuando quieras. ¡Los puntos están ahí para que los uses, así que adelante, ¡úsalos todos! ¡Puntos diarios y semanales! Deberías seguir perdiendo peso usando todos tus puntos si llevas un registro preciso de todo lo que comes y bebes.

• Pésate sólo una vez por semana: el peso fluctúa demasiado a diario como para obtener una medida precisa (debido a la retención de líquidos y otros factores) si te pesas más de una vez por semana. Si subes de peso, no te preocupes demasiado (o simplemente lástima), luego averigua por qué y ¡vuelve a intentarlo! - Subiste de peso y es horrible, pero es un pequeño contratiempo. Concéntrate en lo lejos que has llegado. ¡Y manos a la obra! Analiza qué hiciste para subir de peso. Repasa lo que comiste la semana pasada. ¿Cuentaste todo con precisión?

• No pierdas de vista tu objetivo: bajar de peso no es glamuroso, ni divertido, ni fácil, pero vale muchísimo la pena. Conoces tus puntos débiles, así que planifica en consecuencia.

• Si vas a comer fuera, planificarlo: si no conoces el menú del restaurante al que vas, puedes consultar la mayoría en línea. Échale un vistazo, calcula los puntos y planifica lo que vas a comer. Quizás quieras ahorrar algunos puntos y darte un capricho.

• Planifica también para las comidas compartidas: si vas a una, lleva siempre algo que puedas comer. Porque, por experiencia propia, intento evitar las comidas compartidas y los bufés.

• Usa condimentos: por ejemplo, el condimento para bagels "Everything" { condimentado } tiene 0 puntos y le da un sabor delicioso a muchísimas cosas.

• Consíguete una freidora de aire: yo no tengo una, ¡así que quizá debería seguir este consejo!

• Cocina comida normal, pero asegúrate también de tener a mano versiones saludables de tus platos favoritos para evitar la tentación de consumir alimentos con muchos puntos.

Diaro de Una Amante
de La Gastronomía

Mi mente divaga constantemente entre pensamientos, observaciones y reflexiones, siempre en busca de superación personal o respuestas a mi curiosidad insaciable. ¿Quizás a ti te pasa lo mismo? A continuación, te invito a un vistazo a mi mente; puede que te sorprenda.

Sábado, 10 de septiembre de 2023
Hoy alcancé una nueva meta: 365 días consecutivos caminando al menos 8 kilómetros diarios, 12.650 pasos, quemando 1.600 calorías, haciendo al menos 60 minutos de ejercicio y dando al menos 250 pasos por hora durante doce horas al día, entre las 7 a. m. y las 7 p. m. ¡Quiero seguir así! ¿Cuánto tiempo podré aguantar? Llegar hasta aquí no fue fácil, sin duda. A principios de junio, de camino a Delaware, perdí mi Fitbit en el aeropuerto y entré en pánico. Tuve que regresar sobre mis

pasos y, por suerte, lo encontré. He tenido que ingeniárselas varias veces para mantener la racha. Si estás conmigo en un restaurante y tardo un poco más de lo normal en el baño, o si te vas a la cama y todavía me oyes moverme, ¡hola! ¡Objetivos! Mi récord anterior era de 240 días.

Por fin me veo delgada. Me llevó muchísimo tiempo, varios años, aunque he tenido la misma talla durante al menos 14 años. Me di cuenta de que antes de mudarme a Utah hace 16 años, el único ejercicio que hacía era ir a Curves durante 30 minutos, 3 días a la semana. Ahora camino 8 kilómetros al día, voy a Zumba al menos 4 días a la semana y hago senderismo siempre que puedo, ¡y me encanta!

Son las 10:30 de la mañana. Me levanté, tomé mis pastillas, hice algunas tareas y ahora estoy caminando afuera antes de que haga demasiado calor y estoy pensando en qué comer. No tengo nada de hambre, pero se acerca la hora del almuerzo. Lo único que he comido hasta ahora es un vaso de agua con hielo y un chicle de sandía. ¿Eso cuenta? Entre semana (hoy es sábado), me levanto, desayuno con agua a las 6 de la mañana sin pensar si tengo hambre o no. Almuerzo a las 10:30 a. m. porque todos estamos en una zona de horario diferente y programar las reuniones en torno a la hora del almuerzo, pero no hay problema porque a las 10:30 suelo tener mucha hambre y quizá ya haya comido algo. Luego ceno entre las 5 y las 6 p. m. antes de ir a mi clase de Zumba de las 7 p. m., ya que me he comprometido a no comer después de esa hora. A la hora de la cena tampoco suelo tener hambre, pero ¿como igual? Los fines de semana son diferentes, pero ¿por qué y deberían serlo? ¿Será porque no trabajo y no me levanto a las 5 a. m. o antes? ¿Hay algo de cierto en esto? ¿Debería esperar a tener hambre todos los días o debería levantarme y comer primero los fines de semana, como hago entre semana? Siempre he oído que el desayuno es la comida más importante del día y que no hay que saltarse ninguna. ¿Es cierto?

Una de las cosas que me encantan de la comunidad de Zumba es cómo los instructores y los centros donan su tiempo y dinero cuando hay una persona o familia necesitada. A veces se organizan eventos para recaudar fondos para un funeral o una enfermedad. Se celebra un evento llamado Zumbathon, que es como una clase de Zumba extendida con varios instructores, y se pide una donación mínima de $10.00. Todo lo recaudado se destina a la familia necesitada. Los Zumbathons son aún más divertidos que una clase de Zumba normal, ¡y además por una buena causa! A veces la gente dona artículos para rifar y otras veces prepara comida para vender. Es realmente increíble ver y participar. ¡Y no te imaginas la cantidad de gente que viene! ¡Hay un ambiente genial!

También me encanta cuando Erika Beltran (anfitriona de Zumba Fitness, instructora de Zumba y distribuidora autorizada de Zumbawear en Utah) organiza un evento llamado Master Class, donde invita a celebridades (como Richi Angel, Mony Fuentes y Karina Rocha), instructores locales y vende su ropa de Zumba. ¡Los eventos son súper dinámicos y divertidos!

Día de Acción de Gracias, 2023
Bueno, aquí estamos, en el Día de Acción de Gracias, y tengo muchas cosas en la cabeza. Por supuesto, pienso en todas las cosas por las que estoy agradecido, y la lista es muy larga. Pienso en

amigos, familiares y conocidos que están lejos. Pienso en mi amigo Richard, que está en el desfile del Día de Acción de Gracias de Macy's en Nueva York, cumpliendo uno de sus sueños. Sueño con algún día poder tachar eso también de mi lista. Pienso en cómo hoy representa un día de excesos y cómo disfrutarlo sin que la báscula suba mucho mañana. Esto se aplica básicamente a todas las fiestas y celebraciones. Así que, primero, priorizo el ejercicio en mi vida, y normalmente voy a una clase de Zumba por la mañana los días festivos. Esta mañana me levanté, tomé agua, un batido de proteínas de chocolate, un brownie de fibra y fui a Zumba. Al llegar a casa, preparé chorizo con huevos revueltos y queso rallado, y medio bagel integral con mantequilla en aerosol. Me aseguré de alcanzar mi objetivo diario de pasos en mi Fitbit. A primera hora de la tarde me dio un poco de hambre, así que comí unas chips de pita. Para la cena de Acción de Gracias, comí un panecillo de media luna, pechuga de pavo, un poco de relleno y puré de papas con salsa. No fue mucho, pero quedé muy satisfecha. No me gusta el pastel, así que saqué del congelador mi galleta de pastel de chocolate

Crumbl favorita (solo la ofrecen dos veces al año) y planeaba comérmela entera como mi postre. Postre. Recuerden, llevo más de tres semanas esperando un postre desde que empecé el reto de 21 días, pero solo me comí la mitad de la galleta. Estaba riquísima, pero estaba demasiado llena para terminarla y, en el fondo, pensaba en lo mucho que me esforcé durante el reto y en lo cerca que estoy de alcanzar mi meta de peso. Esta mañana pesé 48 kg. ¡Ya casi lo logro! En general, creo que no lo hice tan mal hoy, y eso que disfruté de todo lo que comí. A ver qué dice la báscula mañana. Intento prepararme para el éxito cuidando mi alimentación antes y después de las vacaciones y asegurándome de ir a Zumba antes y después también.

Viernes, 23 de febrero de 2024

Tengo tantas ideas sueltas en la cabeza que quiero plasmarlas aquí, y estoy segura de que estarán un poco desordenadas, pero todas tienen importancia y significado desde la perspectiva del apoyo, la pérdida de peso, el ejercicio o la vida en general. El jueves por la noche, antes de mi cirugía, estuve limpiando, organizando, haciendo compras, asegurándose de dar mis pasos diarios y tomando mi última clase de Zumba antes de ir al aeropuerto a recoger a mi mejor amiga de toda la vida, que se ofreció a venir a cuidarme durante la semana posterior a la cirugía. Sinceramente, no tenía ni idea de qué esperar. Soy pésima para ser paciente o para dejar que otros me cuiden, y sabía que habría cosas que no podría hacer. Y sí, se lo recordé a mi amiga cuando se ofreció a venir. Me encanta ser anfitriona, preparar y comprar cosas que sé que les gustarán a los invitados, cocinar, hacer de guía turística, etc. Sabía que esta visita sería diferente a las habituales, pero no pude evitar emocionarme de que viniera.

Por si alguna vez tienen que prepararse para un procedimiento con Hibiclens { ayuda a prevenir infecciones cutáneas eliminando los gérmenes } u otro jabón médico, les cuento que huele fatal, no hace espuma, es rojo y mancha, y no entiendo por qué le llaman jabón. Un agradecimiento especial a la señora que me advirtió específicamente que no me lo pusiera en la cara ni en las zonas íntimas porque podría quemarse. Fue una información importantísima que todavía me da escalofríos al recordarla. Nos quedamos hablando hasta tarde, pero tuvimos que levantarnos temprano para estar en el centro quirúrgico a las 6 de la mañana. Tenía sentimientos encontrados sobre la hora; ¡madre mía!, esperaba poder dormir un poco más y no tener que levantarme aún más temprano de lo normal para ir a trabajar, pero no. Por otro lado, me alegré de levantarme, ir y que me hicieran la cirugía, y no tener que pasar hambre todo el día ni esperar todo el día pensando y preocupándome por ella. Después de la cirugía, ¡mi familia y amigos no paraban de dormirse! ¡Estaban agotados! ¡Yo también debería haberlo estado! No eché ni una siesta y me quedé despierta todo el día hasta las 10 de la noche, ¡y no paraba de hablar! La cirugía duró una hora y media, pero fue sin duda el mejor descanso que he tenido en dos años lidiando con el dolor. Me dijeron que podría tener dificultad para tragar durante unos días después de la cirugía, pero no fue nada grave.

Me sentí abrumada por la cantidad de familiares, amigos, compañeros de trabajo y gente de Zumba que se pusieron en contacto conmigo para saber cómo estaba. Me siento muy afortunada y agradecida. Mientras mi amiga estuvo aquí, me sentí como si estuviera de vacaciones, con un itinerario mucho más ligero. No tomé ninguno de los analgésicos recetados. Eso no significa que no tuviera dolor. He estado tomando relajantes musculares todas las noches y Tylenol de vez en cuando. He tenido mucha molestia en la parte baja de la nuca y en los hombros. Todos los días salíamos un rato a caminar, pero sobre todo veíamos series basadas en libros que había leído, comentado y comido. El mayor dolor lo sentía al acostarme, al intentar ponerme cómoda, y a primera hora de la mañana al levantarme. No estaba segura de si podría bañarme o vestirme sola, y me aterraba la idea. No me gusta que nadie me vea desnuda porque no me gusta cómo se ve la mayor parte de mi cuerpo, ¡y me aterraba pensar que no podría hacer cosas tan básicas! Pude bañarme y vestirme sola. Mi amiga estuvo aquí una semana y luego regresó a casa. Aparte de no ir a Zumba el sábado por la mañana y necesitar ayuda con las compras del domingo por la tarde, el fin de semana fue como siempre.

Pero llegó el lunes y todo se sintió raro. El viernes, justo una semana después de la cirugía, comencé a retomar mis objetivos de pasos diarios y por hora, y desde el domingo he vuelto a mi rutina habitual. Mientras mi amiga estuvo aquí, no cuidé mucho mi alimentación y comí galletas, helado y otras comidas chatarra, aunque últimamente no he tenido mucho apetito, así que mis porciones fueron pequeñas. Al día siguiente de su partida, comencé a cuidar mi alimentación de nuevo. Uno de mis miedos constantes es recuperar el peso perdido, así que si subo 2 kilos o más, empiezo a entrar en pánico y me pongo muy estricta con mi alimentación. Una de mis preocupaciones al operarme era saber que, aparte de caminar, no podría hacer ejercicio durante 4 a 6 semanas, lo que también me hace temer volver a subir de peso. Además, Zumba es mi forma de desestresarme, mi terapia, de salir de casa y de socializar, así que ¿cómo iba a llenar este vacío?

Todas mis rutinas habituales se fueron al traste. ¿Ya les conté que soy una persona de costumbres que disfruta de las rutinas y los horarios fijos? En fin, mientras mi amiga estuvo aquí, me mantuvo cuerda y ocupada. También me ayudó a asegurarme de no hacer cosas que no debía, como agacharse y levantar peso. Así que, aunque el lunes empezó con una sensación extraña, decidí aceptarlo y ser yo misma. Positiva. Decidí centrarme en no hacer estas cosas (no en leer, escribir ni hacer aritmética, jajaja): relajarme, recargar energías y recuperarme. El domingo por la noche hice una lista de cosas que hacer que pensé que me duraría varios días. Aparte de ir a dos tiendas, terminé la lista el lunes al mediodía.

Así que ahora intento añadir cosas a la lista cada día. Casi todos los días de la semana me levanto a las 5 de la mañana o antes, trabajo unas 10 horas, desayuno a las 6, almuerzo a las 10:30 o 11, ceno entre las 5 y las 6 de la tarde, camino, leo, escribo, hago Zumba, me ducho, me acuesto a las 9 de la noche y me duermo sobre las 10. Así que el lunes me levanté a las 9, me duché, fui a Weight Watchers, me comí una barrita de fibra en el coche, paré a repostar y a tomar un refresco grande y volví a casa. Comí un huevo frito, un bagel ligero y chips de pita, e hice algunas llamadas.

Durante el día, caminé para alcanzar mis objetivos de pasos diarios y por hora. Entre medias, leí y escribí. Reservé una multipropiedad. Reprogramar algunas citas. Cené pollo teriyaki con arroz. Vi una película con mi hijo. Me acosté a las 10 de la noche. Toda la semana ha sido prácticamente igual, con algunas pequeñas variaciones. He visto cómo a compañeros de trabajo les han ofrecido jubilaciones anticipadas y las han aceptado a lo largo de los años. Cumplo con los años de servicio requeridos desde hace mucho tiempo, pero aún no tengo la edad suficiente. Hay que tener 55 años y todavía no llegó a esa edad, ¡pero estoy muy cerca!

Llevo años rezando para poder llegar al menos a los 55 con Discover y sigo haciéndolo. A menudo me he preguntado qué haría todo el día si me jubilara, pero después de estar de baja laboral las últimas dos semanas recuperándome de una cirugía, ¡creo que podría hacerlo! La verdad es que me lo he tomado con calma estas dos últimas semanas. Solo he hecho tareas sencillas como cocinar, comprar y limpiar. Para hacer ejercicio, solo he caminado; nada de Zumba, senderismo, gimnasio, etc., y he encontrado maneras de ocupar mis días con facilidad. Me gusta leer mucho, pero no suelo ver series. Solo veo películas los fines de semana. Las últimas dos semanas he visto muchas series y una película basadas en libros que he leído: La hija del rey del pantano, Will Trent, No me engañes una vez, Regreso a casa para siempre y la saga de Los crímenes de Sandhamn.

Una de mis preocupaciones al someterme a la cirugía y solo poder caminar para hacer ejercicio, sin poder asistir a mis 4-8 clases de Zumba semanales, era subir de peso. Justo antes de la cirugía, llegué a mi peso más bajo (47 kg). Hoy se cumplen exactamente dos semanas de mi cirugía y mi peso ha estado fluctuando entre 48 y 49 kg. No me preocupa. Dentro de dos semanas tengo mi cita de seguimiento postoperatorio, donde espero que me digan que estoy sanando bien y que puedo retomar mi actividad física habitual. Solo necesito mantener mi peso estable durante dos semanas más. Creo que puedo lograrlo. Todavía tengo dolor de nervio en el brazo izquierdo, que es lo que la cirugía de cuello debía corregir.

El otro día hablé con la enfermera practicante y me dijo que los nervios podrían tardar mucho tiempo en sanar por completo (hasta dos años) y que durante la cirugía se estiraron junto con los músculos, por lo que ahora todo está irritado. Me pusieron dos separadores y ¡supuestamente soy 1,27 cm más alta! Soy bajita, ¡así que aprovecho cada centímetro y medio que puedo ganar! En fin, ya siento que tengo más energía que nunca y soy optimista: el dolor desaparecerá y pronto estaré de vuelta dándolo todo.

Otra preocupación que tengo después de la cirugía es mi cabello. La última vez que me operaron fue hace unos cuatro años, en el pulgar. Varias semanas después, se me empezó a caer el pelo al lavarlo en la ducha y al cepillarlo. Por primera vez en mi vida, mi cabello se volvió muy fino. Siempre he tenido el pelo grueso, abundante y rebelde. Hablé con mi peluquero y me recomendó un suplemento alimenticio (biotina, que es buena para las uñas, la piel y el cabello), que empecé a tomar de inmediato y sigo tomando a diario. También pedí y usé el tratamiento capilar y del cuero cabelludo Ovation Cell Therapy, champú y acondicionador. Con el tiempo, mi cabello volvió a verse grueso y se ha mantenido así, pero ahora, dos semanas después de la cirugía de cuello, me pregunto si volverá a suceder. Intento no preocuparme y, como la vez anterior, pude solucionarlo. Solo el tiempo lo dirá.

Me he dado cuenta de que he retrocedido en algunos de mis objetivos del reto de 21 días de finales de octubre, principalmente reducir significativamente el consumo de refrescos y dejar de comer tantos chips de pita. Me fue muy bien con estos dos objetivos, así como con otros tres, después del reto durante un par de meses, y luego, poco a poco, volví a beber más refrescos y a comer en exceso chips de pita.

Justo antes de mi cirugía hace dos semanas, estaba en mi peso más bajo. No he tenido mucho apetito (¿quizás por la medicación?), así que me he saltado la cena varias veces cuando estaba muy ocupada, no tenía hambre y no tenía tiempo de comer hasta las 9 de la noche, que es demasiado tarde para mí. Intento no cenar después de las 7 de la tarde para bajar de peso y por otras razones. Entonces, después de todo esto, mi pregunta es: ¿de verdad importa que esté recayendo en estos dos aspectos? Además, también he empezado a comer dulces otra vez: Nerds y Smarties. Había dejado de comer dulces, excepto algunos en las fiestas, ¡pero ahora me los como a montones otra vez, justo cuando no puedo hacer ejercicio, excepto caminar para intentar quemarse! ¿Qué estoy haciendo y por qué lo hago? ¡No se me antojan! ¡Ni siquiera tengo hambre! También estoy bebiendo mucha menos agua. Necesito controlarme. Creo que esto demuestra lo difícil que es mantener el peso después de perderlo y lo fácil que es recaer. La clave está en reconocer que hay un problema o una recaída y corregirlo antes de que se agrave. Quizás haya cosas con las que siempre tendré dificultades, o al menos me resulte más difícil mantener el cambio o consolidarlo. Sería muy fácil rendirme, pero he trabajado demasiado como para permitirme.

Mis Héroes

Samantha Madsen

Creo que ya les he hablado de Samantha Madsen (Sam), quien era instructora en un gimnasio al que iba hasta que cerró. Anteriormente fue fisicoculturista profesional, tiene una maestría en Fisiología del Ejercicio, una licenciatura en Ciencias del Ejercicio y del Deporte y Nutrición, es dueña de Luxe Body Worx, y podría seguir enumerando todos sus increíbles logros, además de que es una persona maravillosa. En fin, me suscribí a su lista de correo hace unos meses después de conocerla y comprar algunos de sus jabones y otros productos. Recientemente compartió un artículo que me encantó, titulado "Mantener el peso corporal: Mis 7 consejos infalibles." Apuesto a que Sam nunca ha tenido sobrepeso, pero sus 7 consejos son iguales o similares a los que yo usaba para bajar de peso y que sigo usando hoy para mantenerme en forma. Cuando leí su artículo, pensé: ¡Sí, sí, sí! Y ahora les comparto el artículo completo aquí:

¡Hola, hermosa!

Quería compartir contigo lo que he estado haciendo durante décadas para mantener mi peso corporal. Esto no se trata de perder peso en sí, sino más bien de mantener el peso actual o, una vez alcanzado, el peso ideal. Mantener el peso puede ser fácil, pero como todo lo que vale la pena en la vida, requiere esfuerzo, hábitos y disciplina.

1. Bebe mucha agua. Este es mi consejo principal. ¿Por qué? Realmente se necesitan al menos 100 onzas de agua al día para mantener una hidratación óptima. Y si haces ejercicio o te mueves mucho, necesitas más. La mayoría de la gente camina bastante.

Deshidratación. La deshidratación afecta negativamente a todos los sistemas del organismo. La vía nerviosa que le indica al cerebro que tienes hambre es la misma que le indica que tienes sed. A veces, cuando crees que te apetece un bocadillo , lo que realmente necesitas es beber mucha agua. La única manera de saber cuánta agua bebes es medirla. Llena una botella de agua de 600 ml y asegúrate de vaciarla cinco veces al día. ¡Sencillo!

2. Pésate. Sí, tienes que subirte a una báscula. Una báscula te indica tu peso actual y si vas subiendo o bajando. Si has subido un par de kilos, lo sabrás y podrás hacer pequeños ajustes para corregirlo. Así evitarás subir de peso año tras año. Pésate a la misma hora (o casi) que la última vez. Es decir, no te peses un día por la mañana y al día siguiente a las 2 de la tarde. La hora de pesarte debe ser relativamente constante. Personalmente, me peso todas las mañanas. Como mínimo, una vez a la semana. Hay días en que no quiero subirme a la báscula porque tal vez comí algo salado o mal. Pero, ¿de qué sirve evadir la realidad? ¡Acepta la realidad y súbete a la báscula! No pesarse es una muestra de negación y evasión. Un solo día no te define.

3. Come hasta sentirte satisfecho (no repleto). En cuanto te sientas lleno, deja de comer. Estar satisfecho no significa repleto, sino simplemente sentirse cómodo. Si lo necesitas,

puedes salir a caminar después. No tendrás ganas de dormir ni de descansar. Esto requiere disciplina y práctica, pero te prometo que se volverá más fácil. Llena tu plato o tazón con lo que podrías comer y, la mayoría de las veces, eso es todo lo que necesitas. Una vez que domines el arte de comer hasta sentirte satisfecho, y comas de más, rara vez lo volverás a hacer por la incomodidad. Es muy gratificante tener este control sobre la comida.

4. Reduce el consumo de azúcar. Es evidente que comer dulces, pasteles y lácteos azucarados dificulta mucho mantener el peso. Si bien evitar este tipo de alimentos es beneficioso, no es a eso a lo que me refiero. El azúcar está por todas partes. Revisa tu despensa y fíjate en las etiquetas de los aderezos para ensaladas, salsas para espaguetis, yogur, condimentos, salsas para sazonar, jugos de frutas y similares. Te sorprenderá dónde y cómo consumes azúcar. Reduce el consumo de azúcar donde puedas, por ejemplo, comprando yogur bajo en azúcar o sin azúcar, preparando tus propios aderezos para ensaladas, eliminando las bebidas o jugos de frutas (mejor comer la fruta entera) y comparando las etiquetas de las salsas para

comprar las opciones con menos azúcar (si es una que necesitas). En cuanto a los dulces, pasteles y lácteos azucarados, consumirlos con moderación y sólo ocasionalmente. El consumo regular garantiza un aumento de peso.

5. Come verduras de hoja verde. Come un tazón grande de verduras de hoja verde todos los días y cúbrelo con vegetales picados de todo tipo. También puedes tomar tus verduras en forma líquida, pero no embotelladas (tienen demasiada azúcar añadida). Prepara tu propio batido verde en casa con una licuadora adecuada . Hice un video compartiendo los ingredientes y cómo lo preparo. Lo tomó cuatro veces por semana. Comer verduras de hoja verde no solo te hace sentir mejor y te aporta nutrientes que combaten enfermedades, sino que también favorece un peso saludable. Si consumes verduras u hortalizas, es menos probable que comas comida chatarra. Los días que tomo mi batido verde, casi siempre también como un plato de verduras.

6. Ejercicio constante. Nuestros cuerpos están hechos para moverse, no para estar sentados. Ya pasamos entre siete y nueve horas durmiendo.

No importa qué tipo de movimiento o ejercicio hagas: caminar, andar en bicicleta, levantar pesas, trotar, bailar, clases grupales de fitness, lo que sea. Simplemente haz algo al menos seis días a la semana. El ejercicio quema calorías, fortalece los músculos y mejora el equilibrio. Te hace sentir mejor. El Colegio Americano de Medicina Deportiva (ACSM) recomienda 30 minutos de ejercicio de intensidad moderada 5 días a la semana y 20 minutos de ejercicio de intensidad vigorosa 3 días a la semana, o una combinación de ambos. Investigaciones de la última década han demostrado que la falta de ejercicio es tan perjudicial para la salud como fumar. ¡Así es! Reflexiona sobre esto.

7. No comas tres horas antes de acostarte. Dormimos mejor cuando nuestro estómago no está lleno ni tiene que digerir comida mientras dormimos. Después de cenar, no comas entre comidas. Es más una cuestión de hábito que de hambre. Si te entra antojo de algo, toma un chocolate caliente bajo en azúcar o un té aromatizado (sin leche ni crema). Comer una menta pequeña o un chicle puede ayudarte a reducir los

antojos. Si necesitas picar algo, elige alimentos bajos en calorías como una manzana pequeña, unas ramitas de apio o zanahoria, una bolsita pequeña de palomitas Skinny Pop, un huevo duro o 1 o 2 cucharadas de frutos secos blanqueados (cualquier variedad, excepto los salados o aromatizados). No comer después de cenar requiere disciplina y práctica. Sin embargo, este pequeño gesto puede dar resultados sorprendentes.

La constancia crea hábitos. Los buenos hábitos impulsan el éxito. Estos son los hábitos que he mantenido durante décadas. Claro, ¿acaso no me doy el gusto de comer un helado de vez en cuando o una comida grasosa? Por supuesto que sí. Simplemente no lo hago siempre. Pesarse a diario me permite saber cómo estoy para poder hacer los ajustes necesarios antes de que la situación se complique más de lo que quisiera.

Espero que esto te haya resultado útil. Me encantaría conocer tus buenos hábitos y qué haces para mantenerte saludable.

Mantente firme en lo que de verdad importa, busca maneras de ayudar a los demás y comparte amabilidad dondequiera que estés. Sigue creciendo, superándote y convirtiéndote en la mejor versión de ti mismo/a.

Por Siempre tu defensora, Samantha

Rachel Hollis

Adoro a Rachel Hollis. Es abierta, directa y transparente. Me identifico con ella y siento que me parezco a ella en muchos sentidos. Escucho sus podcasts sobre muchísimos temas diferentes. Volé a Delaware para acompañar a mi amiga en su cirugía de riñón y, mientras estaba allí, empecé y terminé el libro de Rachel Hollis, "Didn't See That Coming" (No me lo esperaba). Fue increíble. Me encanta su estilo de escritura y su franqueza. En fin, mientras estaba allí con mi amiga y ella se recuperaba de su cirugía al ver sus otras enfermedades, pensaba: "Aquí estoy, escribiendo un libro, y cómo desearía poder ayudarla a ella, a mi madre y a otros amigos y familiares con su peso y su estado físico.

¡Si tan solo pudiera conectar con la gente como Rachel Hollis!. Cuando leo uno de sus libros, me atrapa y no quiero parar. ¿Cómo puedo hacer que mi libro sea así, sobre todo para mis seres queridos? Ahora estoy leyendo su último libro y me ha encantado desde la primera palabra: "¿Y si TÚ eres la respuesta?" También guardé algunos de sus podcasts para escucharlos. ¡Únanse a mí y súbanse al tren de Rachel Hollis! ¿Quizás debería unirme a su club de fans? Me pregunto si tendrá uno. Me encantaría hablar con ella aunque sea una vez e ir a uno de sus eventos. En todos sus libros habla de ir a terapia y de lo valiosa que ha sido para ella. Finalmente he decidido probarla en 2025. Tengo que sanar algunas heridas y dejar atrás algunas cosas. Fui a mi primera sesión esta semana y debo decir que fue muy dolorosa durante la sesión y al día siguiente, ¡pero me siento genial!

Vi este meme en Facebook que decía así : Ayudar a una persona tal vez no cambie el mundo, pero puede cambiar el mundo para esa persona. Cuando empecé a escribir este libro, mi objetivo era que si podía ayudar al menos a una persona a iniciar su camino para bajar de peso y/o ser físicamente activa, me daría por satisfecha. Pero si no puedo llegar a mis seres queridos, ¿cómo voy a llegar a otras personas que ni siquiera conozco? ¿Cómo puedo llegar a ti? Ese es mi propósito al escribir este libro, y puedo decir con toda sinceridad que Rachel Hollis fue una gran inspiración para mí.

Casos Practicos

Mientras escribía este libro, reflexioné mucho sobre todas las estrategias para bajar de peso y las actividades físicas que probé durante años antes de encontrar lo que mejor me funcionaba: Weight Watchers, Zumba, senderismo. Todo esto lo comparto en los capítulos anteriores. Luego pensé en ustedes, los lectores, y en qué pasaría si mis estrategias o actividades les parecieran interesantes, pero no fueran adecuadas para ustedes. O si pensaran: "Ojalá hubiera hablado de otras opciones para bajar de peso y ponerse en forma." Así que llamé a cuatro amigos increíbles que habían recorrido un camino diferente con resultados similares y les pregunté si me permitirían entrevistarlos sobre sus experiencias. Este capítulo es el resultado. En él leerán sobre dos experiencias muy diferentes para bajar de peso y dos experiencias muy diferentes para ponerse en forma.

Espero que sus increíbles consejos y experiencias les sean útiles.

Experiencia de Pérdida de Peso n.° 1: Wade Baldwin

Hola, me llamo Wade Baldwin. Nací y crecí en Utah. Conocí a Kristie cuando trabajaba en Discover Financial Services hace unos 24 años y desde entonces somos amigos.

Durante muchos años, probé diferentes dietas para bajar de peso, como la Atkins (baja en carbohidratos), contar calorías, la cetogénica, etc., pero no logré mantenerme en mi peso ideal. Los eventos familiares, las fiestas y las vacaciones eran muy difíciles para mí. Mi madre era una cocinera increíble. En esos momentos, me resultaba muy difícil cuidar mi alimentación. Cuando llegué a mi peso máximo, pesaba 159 kilos (aunque mido 1,90 metros). Trabajaba, estudiaba y no hacía nada de ejercicio. Si intentaba hacer ejercicio, sufría mucho dolor debido a las constantes lesiones de cuello y espalda, y me preocupaba lesionarse. Me encantaba ir a Leatherby's (una heladería) que tenía un restaurante mexicano dentro, ya que es mi comida favorita. No controlaba las porciones en absoluto. Me daba vergüenza subirme al todo terreno de mi amigo o tener que comprar dos asientos en un avión. Literalmente me caí de la cama, asqueado de mí mismo, no podía seguirle el ritmo a mi hijo pequeño y esperaba otro. Básicamente era un adicto a la comida y mi capacidad de sentirme lleno estaba averiada. Sabía que tenía que hacer algo. Dije que ya era suficiente y estaba desesperado por hacer algo.

Escuché hablar de la cirugía bariátrica en el trabajo, pero en ese momento no pensé ni consideré esa opción para bajar de peso. Finalmente, decidí someterme a un bypass gástrico. Es cirugía. Hay que asistir a una clase introductoria, hablar con alguien sobre todo lo que has intentado durante al menos seis meses y cumplir con un IMC { índice de masa corporal } específico. Hay que afrontarlo con la mentalidad de que es un cambio de vida o no se tendrá éxito, y eso fue lo que hice. Después de la cirugía, el estómago es muy pequeño. Solo se pueden comer cantidades muy pequeñas mientras se reintroducen los alimentos poco a poco en la dieta diaria. Mi mecanismo de saciedad volvió a funcionar y, la mayoría de las veces, no sentía hambre debido a la reducción del tamaño del estómago, pero seguía teniendo antojos. Además, después de la cirugía, hay que seguir una dieta similar a la cetogénica, lo cual no me resultó muy difícil, ya que estaba muy familiarizada con la dieta Atkins. Con el bypass gástrico, hay que evitar el azúcar. Se aprende sobre el síndrome de vaciamiento gástrico rápido (los alimentos o el azúcar pasan demasiado rápido por el estómago) y, si se come algo con mucha azúcar, como helado, se suda, tiembla y se empieza a sentir mucha debilidad.

Con el bypass gástrico, llegué a perder hasta 75 kilos. ¡Alcanzar tu peso ideal no es el final! Todavía tienes que esforzarte para mantenerlo. Me peso una vez por semana y generalmente me mantengo entre 88 y 90 kilos. Si empiezo a verme por encima de los 90 kilos (mi límite son 95), me pongo las pilas, retomo la constancia y vuelvo a mis límites, a lo que puedo y no puedo hacer y a lo que considero aceptable. Cada persona tiene que decidir cuál es su límite.

Lo más difícil de mi proceso fue pedir y buscar ayuda. Algunas personas encuentran útiles los grupos de apoyo, pero eso no es/era lo mío. Lo más fácil para mí fue renunciar a los postres. Me gustan, pero puedo prescindir de ellos. Ser constante, responsable y llevar un registro de lo que como me ha ayudado a mantener el peso. Mi salud ha mejorado, estoy más conectada con mi cuerpo, puedo ser más activa, conozco mis límites, puedo manejar mejor mis problemas crónicos de espalda y cuidar de mi familia. ¡Jamás quiero volver a ser como era antes! Estoy bastante contenta con mi aspecto actual. Claro que el exceso de piel no va a desaparecer.

Consejos/Reflexiones/Citas/Sugerencias:

• ¡Encuentra tu camino y perdónate!

• No te castigues. Simplemente, recupérate y sigue adelante.

• No es una dieta, es un cambio de mentalidad y estilo de vida.

• No puedes hacerlo por los demás. Tienes que hacerlo por ti mismo. Esto aplica a cualquier adicción. Yo lo hice por mí mismo cuando dejé de beber y cuando me sometí a una cirugía bariátrica.

Actualmente, disfruto pasar tiempo con mi esposa y mis tres hijos. Nos encanta viajar por Utah y por todo el estado, acampando, haciendo senderismo, buceando y realizando otras actividades al aire libre. Gracias a la cirugía que decidí realizarme, ahora me siento más ligero, más saludable y con más confianza.

Mi Historia de Pérdida de Peso #2 – Diana Muñoz Coronado

Hola, me llamo Diana Muñoz Coronado. Nací y crecí en Ecuador. Estudié Trabajo Social en la Universidad Brigham Young de Idaho. Soy Consultora Familiar en Servicios Comunitarios Católicos de Utah. Me convertí en trabajadora social porque amo y me preocupo profundamente por todas las personas. Quiero ser un ejemplo para mi familia y para los demás. Conocí a Kristie hace unos cuatro años mientras impartía clases de Zumba en The Nutrition en Kearns, Utah. Estoy casada y tengo tres hijos pequeños y dos perros.

Todos mis embarazos fueron de alto riesgo. Con mi primer hijo, subí 23 kilos, pero logré bajarlos. Con mi segundo hijo, subí 11 kilos, pero no pude bajarlos. Con mi tercer hijo, subí 27 kilos y durante el embarazo tuve que tomar esteroides. Lo intenté todo: dieta mediterránea, Herbalife, ayuno intermitente, entre otras cosas. Bajar 7 kilos, pero luego me estancé. Me deprimí y me enfrentaba a la posibilidad de ser diabética. Tampoco me gustaba lo que veía en el espejo. Sabía que tenía que hacer algo. Fui a una nutricionista y empecé una dieta muy estricta. Durante tres meses solo pude comer sopa de verduras e iba a Zumba todos los días. ¡Bajé 23 kilos! La nutricionista me enseñó a comer: primero proteínas, luego verduras, los carbohidratos al final y beber mucha agua. Fue muy difícil, pero estoy muy orgullosa de mí misma. ¡He bajado 38 kilos! Después de bajar 38 kilos, yo volví al médico, me hicieron todas las pruebas y ¡todo salió perfecto!

Mi esposo siempre ha sido mi mayor apoyo. Siempre me ha dicho que soy hermosa y me ha hecho sentir así, sin importar mi talla. Mi mamá también me ha apoyado en todo momento, ¡incluso cuando intentaba alimentarme! Mi esposo me apoyó durante mi dieta estricta y cuando decidí hacerme una abdominoplastia y un ajuste de senos (no un aumento). Después de perder 38 kilos, todo estaba flácido. Investigué mucho antes y fui a diferentes clínicas con los mejores médicos para usar una máquina para tensar la piel, hacerme la abdominoplastia y el ajuste de senos. La abdominoplastia no fue dolorosa, ¡pero el ajuste de senos sí!

Sigo siendo la misma persona de siempre, pero ahora tengo más autoestima y energía, y me encanta cómo me veo. Me gustaría perder otros 9 kilos, pero realmente solo intento mantener lo que perdí. Trato de portarme bien en la medida de lo posible y seguir los consejos de la nutricionista: tomar buenas decisiones y asegurarse de que valga la pena. He reducido considerablemente el azúcar en mi dieta diaria. El único azúcar que consumo habitualmente está en mi café. ¡Estoy feliz de poder comprar ropa que me encanta ahora, en lugar de tener que comprar lo primero que encontraba que me quedara bien!

El ejercicio ha sido fundamental para mi éxito y, además, me resulta muy fácil porque me apasiona. Corro y sigo aumentando la distancia que recorro. Imparto clases de Zumba y asisto a ellas con regularidad.

Consejos/Reflexiones/Frases/Sugerencias:

• ¡Cree en ti! ¡No te rindas! ¡Tú puedes! ¡Sigue intentándolo!

• ¡No es una dieta, es un estilo de vida!

• ¡Usa un plato pequeño! Córtate una porción pequeña y probablemente quedarás satisfecho/a.

• Permítete un día libre.

• Si hay cosas que puedes hacer por ti mismo/a que te hagan sentir más seguro/a y mejor contigo mismo/a, ¡hazlas!

Actualmente, disfruto pasar tiempo con mi esposo y mis tres hijos, y dar clases de Zumba.

Mi Trayectoria Fitness #1 – Samantha Madsen
Hola, me llamo Samantha Madsen. Nací y crecí en Utah. Actualmente soy la dueña de Luxe Body

Worx e instructora de fitness en Vasa, una cadena de gimnasios del oeste de Estados Unidos.

He sido muy activa toda mi vida. En nuestros viajes y vacaciones familiares siempre incluimos actividades al aire libre. Siempre he sido muy atlética, musculosa y fuerte. En la primaria participé en carreras. En la secundaria practiqué gimnasia y atletismo. En la preparatoria, practiqué gimnasia, atletismo y natación, y comencé a correr largas distancias en mi segundo año.

Trabajaba en el Aeropuerto Internacional de Salt Lake City y casualmente llevaba un vestido. Vi un póster de fisicoculturistas y, al mismo tiempo, alguien me vio y me dijo: "¡Con esas pantorrillas deberías ser fisicoculturista!" El póster y el comentario me marcaron un nuevo rumbo. Empecé la carrera de Administración de Empresas, pero no la terminé porque pronto me di cuenta de que no era lo mío. Volví a estudiar y ahora tengo una licenciatura en Ciencias del Ejercicio y el Deporte, una maestría en Fisiología del Ejercicio y especializaciones en Nutrición y Química. Empecé a levantar pesas y me uní a la YMCA. En 1982 comencé a entrenar con Dennis Madsen, quien más tarde se convirtió en mi esposo. Participé en mi primera competencia de fisicoculturismo en 1983 y obtuve el tercer lugar. Competí en una competencia de levantamiento de potencia donde logré el séptimo mejor tiempo en press de banca del país y ¡gané el título estatal! Al año siguiente gané la competencia de fisicoculturismo. Fui la única persona en Utah (hombre o mujer) en ganar el Campeonato Estatal tanto en levantamiento de potencia como en fisicoculturismo. Para lograrlo, tuve que aprender a alimentarme bien y a cuidar mi alimentación. Tuve que adoptar una dieta muy estricta, sana y disciplinada. Comía de forma inteligente, con alto contenido calórico, nunca perdí la menstruación y ¡logré un porcentaje de grasa corporal del 4%!

La gente dice que no tiene tiempo, pero sí se puede encontrar tiempo para todo aquello que uno se propone. Tuve que crear una hoja de cálculo para organizarme, ya que estudiaba, trabajaba, entrenaba y competía al mismo tiempo.

Siempre he sido muy independiente y motivada. Mi motivación: La posibilidad de desarrollar una enfermedad me impulsa constantemente a comer mejor. Leo con frecuencia revistas médicas. Comer sano me hace sentir mejor, mantiene los niveles de azúcar y colesterol en niveles adecuados y me permite tener más energía para ayudar a los demás. Como pizza y helado de vez en cuando, pero no todos los días. (Todo con moderación. ¡No te prives de nada! ¡ pero No te artes de comida!). Evitar los refrescos, ya que la carbonatación causa muchos problemas. Evito las patatas fritas. Mantengo los alimentos que me provocan reacciones alérgicas fuera de casa. Las galletas con chispas de chocolate son mi debilidad (¡no puedo creer que ella tenga la misma debilidad que yo!), y si las hay en casa, me las como. Es difícil, pero me esfuerzo por mantener una alimentación sana y equilibrada.

Consejos/Pensamientos/Citas/Sugerencias:

- ¡Nada sabe tan bien como se siente estar en forma!
- ¡Un estilo de vida sedentario es tan malo como fumar cigarrillos!

• No importa dónde te encuentres. Todos comienzan desde algún punto, así que solo haz algo. Un pequeño cambio a la vez.

• Debes comprometerte de manera realista al comenzar. Hazlo tuyo y apropiarselo.

• Muchas personas necesitan un compañero o una motivación externa.

• Encuentra y realiza un ejercicio que te encante.

• Estar saludable y perder peso no es fácil. ¡Prepárate para el éxito de manera consciente y con propósito!

• Usa la báscula al menos una vez a la semana.

• Libros: Joel Fuhrman – Comer para vivir y David Kessler – El fin de comer en exceso.

Hoy en día, enseño clases, sigo levantando pesas seis días a la semana porque me encanta, montar bicicleta, hago senderismo y esquí, manteniéndome activa y saludable.

Mi Viaje Hacia el Fitness #2 – Cirilo Albino DeJesus

Hola, me llamo Cirilo Albino DeJesus. Nací y crecí en la Ciudad de México. Me dedico a la construcción, tanto para casas como para negocios. Conocí a Kristie en el Jordan Valley Athletic Club hace unos 10 años, en las clases de fitness a las que ambos asistíamos. Lamentablemente, el Jordan Valley Athletic Club cerró hace unos 5 años.

Cuando tenía unos 30 años (hace 15 años), me di cuenta de que tenía un problema con el alcohol y decidí que era hora de parar. Después de dejar de beber, me aburrí y ya no tenía nada en común con mis amigos. Mi padre siempre me decía que debía mantener la mente y el cuerpo activos, así que decidí apuntarme al gimnasio.

Al principio, cuando empecé a ir al gimnasio, me sentía perdido porque no sabía qué hacer para entrenar. Me daba vergüenza ir a las clases y pensaba que eran solo para mujeres, porque eran las únicas que veía. Decidí empezar a ir a las clases de todos modos, las probé y me encantaron. Tuve instructores increíbles que me enseñaron muchísimo: entrenamiento tipo boot camp, acondicionamiento físico total (TBC), spinning, Zumba, Power Flex, entrenamiento de intervalos de alta intensidad (HIIT) y Tabata. Los instructores me motivaban y me exigían, y yo también me exigía al máximo. Descubrí que hacer ejercicio en clases grupales es motivador y me impulsa a superarme. Además, disfruto mucho de la conexión que se crea en el gimnasio con personas que tienen objetivos de fitness similares. Es una verdadera bendición tener instructores increíbles, pero también es difícil cuando te encuentras con instructores menos buenos. Como en muchas cosas en la vida, quédate con lo bueno que aprendas y llévalo contigo. Mantén la motivación y no permitas que un instructor o una experiencia mediocre te impidan seguir adelante y trabajar para alcanzar tus metas.

El ejercicio es lo mejor que puedes hacer por tu cuerpo. Tiene muchísimos beneficios, como:

- Es la mejor terapia.
- Ayuda a eliminar el estrés.
- Te da más energía.
- Fortalece tus músculos.

• Hacer ejercicio te hace sentir bien. Si estás triste, enojado, feliz, perdiste tu trabajo o tu pareja, ¡VE AL GIMNASIO!

• Te ayuda a mantener un peso saludable.

• Te ayuda a vivir más tiempo.

• Te ayuda a prevenir enfermedades como la diabetes, la hipertensión, las enfermedades cardíacas y el colesterol alto, entre otras.

¡Todavía no estoy satisfecho con mi apariencia y creo que puedo mejorar! Cuando estoy en el gimnasio, disfruto compartiendo mi experiencia y conocimientos sobre cómo prepararse para los entrenamientos y recuperarse con suplementos y batidos de proteínas, y cómo realizar los ejercicios correctamente sin lesionarse.

Consejos/Reflexiones/Frases/Sugerencias:

• ¡Yo no levanto pesas, las pesas me levantan a mí!

• ¡Quiérete! Si lo haces, querrás cuidar tu cuerpo.

Actualmente, asisto a clases de Studio Red, hago mis propias rutinas de levantamiento de pesas y entrenamiento, y boxeo en Vasa (una cadena de gimnasios del oeste de Estados Unidos) tantas veces por semana como me lo permite mi horario laboral. En cuanto entré al Vasa de West Valley Centennial, supe que pertenecía allí y pensé: ¡este es mi lugar y mi gente! A veces tengo que trabajar lejos de casa o largas jornadas y echo de menos ir al gimnasio. Mi trabajo también es muy físico, lo que me ayuda a mantenerme activo a diario. Me gusta andar en bicicleta, hacer senderismo, viajar y vivir aventuras espontáneas, manteniéndome activo tanto como sea posible. También disfruto relajándome y recuperándome cuando no estoy trabajando ni entrenando.

Sigue Adelante, Sigue Volviendo

Hay días en que todavía siento que estoy aprendiendo.

Sí, he bajado 45 kilos.

Sí, los he mantenido.

Sí, me he esforzado.

Pero eso no significa que no tenga que luchar cada día, sobre todo cuando se me antoja una galleta con chispas de chocolate.

Porque, seamos honestos: ¿esto no es una historia de antes y después? Es un antes, un durante, un revés, un regreso, una segunda oportunidad, un "¡qué importa, vamos a comer pizza!", un "¡ánimo, chico!" y un nuevo comienzo el lunes.

Y luego, volver a empezar.

La verdad es que mantener el peso no es la meta. Es el medio que te permite vivir tu vida como quieres. Que te permite sentirte fuerte, libre y presente. Que te permite ir de excursión sin tener que quitarte toda la ropa a mitad de la montaña. Eso te permite jugar al lanzamiento de sacos de maíz, comer puré de patatas y seguir queriéndote a ti mismo a la mañana siguiente.

Porque, ¿sabes qué? Eso es el éxito.

No se trata de un cuerpo perfecto. No se trata de un número mágico. No se trata de seis días seguidos de Zumba ni de pasar treinta días sin Pepsi Light (aunque si alguna vez me ves hacerlo, por favor, checa mi ritmo).

Se trata de decidir que mereces el esfuerzo, una y otra vez. Incluso cuando la báscula no se mueve. Incluso cuando tus pantalones elásticos te aprietan. Incluso cuando alguien trae donas al trabajo y tu cerebro hace un cortocircuito.

Se trata de aprender que la constancia no significa perfección. Significa que vuelves. Siempre.

He aprendido que los contratiempos no significan fracaso. Significan que eres humano. Y ser humano no es el problema, es la clave.

Este libro no es un manual. No es un plan de 30 días. No es "el secreto."

Es simplemente la verdad sobre lo que funcionó para mí. Lo que descubrí con el tiempo. Lo que sigo descubriendo. Mis errores, mis aprendizajes y las risas que me acompañaron.

Espero que, en algún punto de todo esto, algo te haya hecho sentir menos solo/a. Como si no tuvieras que hacerlo todo a la perfección. Como si pudieras volver a empezar sin partir de cero. Como si pudieras dejar de intentar ganarte tu valía y simplemente cuidar el cuerpo y la vida que ya tienes.

Y si te llevas algo de esto, espero que sea lo siguiente:

Puedes superar las dificultades. No estás atrasado/a. No necesitas odiarte para cambiar.

¿Y el peso más importante que debes soltar? La culpa y la vergüenza que has estado cargando.

Esto no es el final. Es solo el comienzo... sigue adelante.

Sigue presente. Sigue diciendo no a las galletas Oreo. Sigue siendo una persona increíble en tu vida y en tu mente.

¿Y si alguna vez sientes ganas de rendirte? Regresa.

Williams

Ya sabes el camino.

Kristie Williams es madre de Sean Williams, miembro de Weight Watchers desde hace mucho tiempo, empleada de Discover Financial Services desde hace años y aficionada al Zumba. Vive en Salt Lake City, Utah. En su tiempo libre, le encanta leer, hacer senderismo, viajar, comer y conversar.

La foto del "antes" que ven aquí muestra a Kristie al comienzo de su transformación, sosteniendo en brazos al hijo que la inspiró a cambiar.

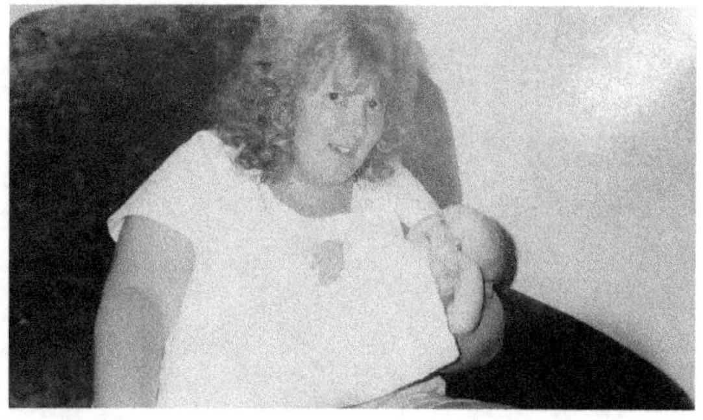

La foto reciente la muestra en una excursión del Día de la Madre con su hijo: ¡14 años de peso saludable y buena forma física, y contando! Desde el primer día con su hijo hasta hoy, Kristie convirtió su motivación en una vida más sana y plena. Su esperanza es poder ayudarte a ti también.

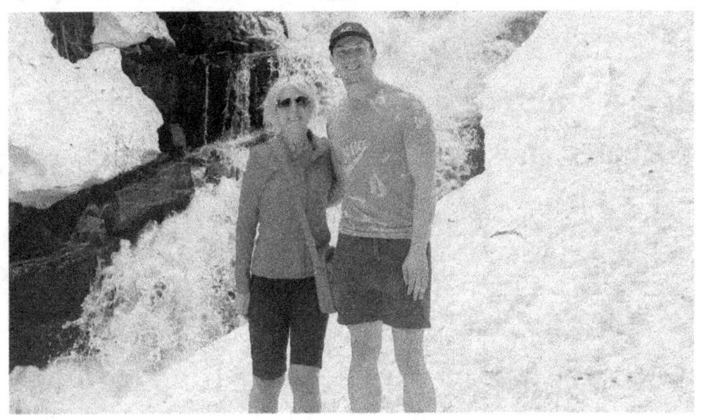

Libros y Negocios Recomendados

Libros - Rachel Hollis

- ¡Chica, lávate la cara!
- ¡Chica, deja de disculparte!
- No me lo esperaba
- ¿Y si TÚ eres la respuesta?

Negocios—Luxe Body Worx https://luxebodyworx.com

Negocios—Ole Nutrition 3360 S 5600 W, West Valley City, UT 84120

Negocios—The Nutrition in Kearns 4081 W 5415 S, Kearns, UT 84118

Negocios—Distribuidor autorizado de ZW Zumba Wear en Utah: Erika Beltran